病気のひとのこころ

医療のなかでの心理学

日本心理学会 監修
松井三枝・井村 修 編者

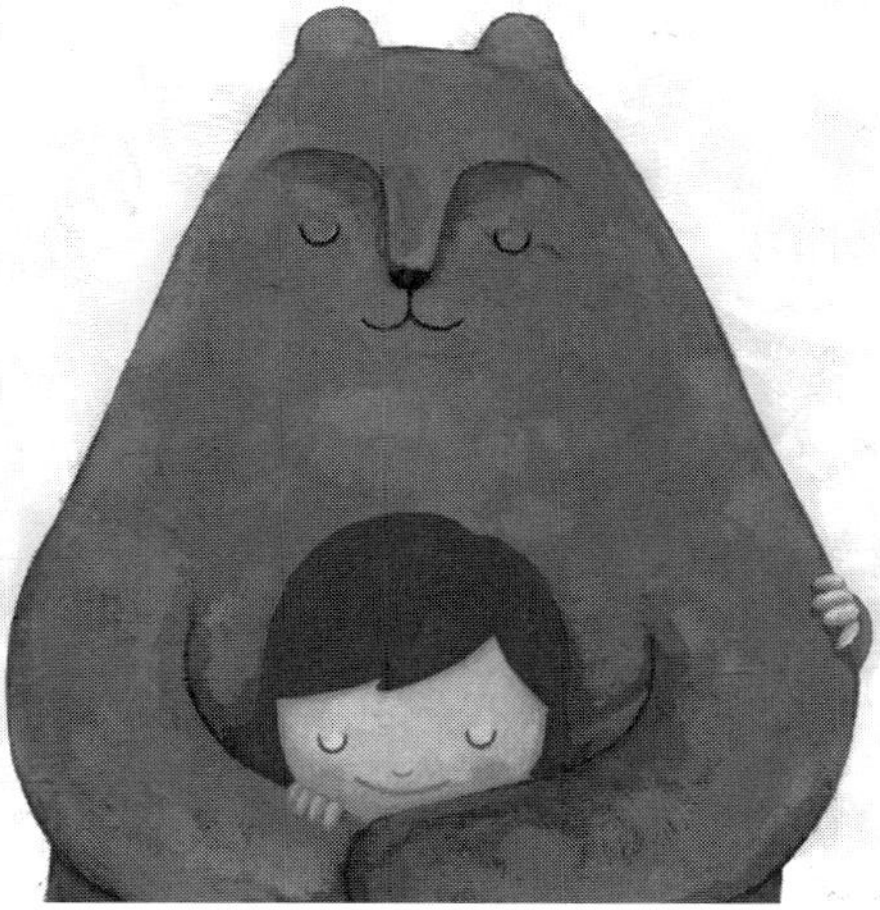

日本心理学会 心理学叢書

誠信書房

日本心理学会 心理学叢書

心理学叢書刊行にあたって

日本心理学会では、２０１１年の公益社団法人化を契機として、公開シンポジウムの実施を拡充してまいりました。２０１５年度には、次の三つのシリーズを企画し、全国各地で総計28回のシンポジウムを開催するに至っています。

・教育や医療、司法等の現場における心理学の貢献を紹介する「社会のための心理学シリーズ」
・心理学の科学としての側面を中心に紹介する「科学としての心理学シリーズ」
・高校生や教員の方を対象として、様々な分野の心理学を紹介する「高校生のための心理学シリーズ」

いずれのシンポジウムも大変なご好評を頂いており、参加できなかった方々からも、講演の内容を知ることができないか、といったご要望を数多く頂戴しています。そうした声にお応えして、２０１４年から心理学叢書を上梓することとなりました。本叢書は、シンポジウムでお話しした内容をさらに充実させ、わかりやすくご紹介することを目的として、刊行されるものです。

編者や執筆者の方々はもちろんのこと、シンポジウムの企画・運営にお骨折り頂いた教育研究委員会、とりわけ、講演・出版等企画小委員会の皆様に厚く感謝申し上げます。

２０１７年12月吉日

公益社団法人日本心理学会
理事長　横　田　正　夫

編者はじめに

医療の世界は，子どもから大人まですべての人がかかる可能性のあるさまざまな病気をみさだめて，それを治療する分野です。まず，病院などでからだの病気を治すということが考えられますが，病気によっては，完全に治すことが難しいものや治りにくいものもたくさんあります。そのために，からだの病気であっても，病気になっている人のこころについても医療にたずさわる専門家が常に考えて，場合によっては，こころの援助をすることも必要です。心理学の専門家が，さまざまな病気の人のこころへアプローチする道を切り開いてきています。本著では，それぞれの分野で実際にたずさわっている心理学の専門家から，各分野での紹介をしていただきました。

今回この企画をしたうちのひとりである私は，大学院に入学して以来，大学病院の精神科での臨床にたずさわって30年以上経過しました。私が病院臨床に入り込んで間もないころは，まだ心理の資格も何もない状況下でしたが，病院の精神科領域では，心理学的な関与の必要性，特に心理検査を用いた心理アセスメントや心理カウンセリングなどにおいてのニーズがだんだんと知られるようになってきていました。そうして，今では，たいていの病院の精神科で心理の専門家（臨床心理士など）が働いているようになっています。

精神の病がまさに心理学的なアプローチと直結しやすいことは自明です。他方，医療の目まぐるしい発展にともなって，精神の病に直接関与しない多くの種類の疾患においてもより高度な支援が求められるようになってきました。私がたずさわってきた大学附属病院においても，精神疾患のみならず，他科からの依頼が常にありました。たとえば、小児科ではさまざまな関与があります。発達障害、精神遅滞、行動異常、摂食障害、てんかんといった、さまざまな神経および精神発達に関連した疾患などについてです。昨今ではこういった疾患のみならず、先天性の心疾患のような身体疾患についても発達評価や予後における持続的な関わりを求められることが増えてきました。また、最近では病院に周産母子センターがつくられ、そこでは、生まれてくる子どもの発達評価はもちろんのこと、子どもの家族への関わりや先天性の疾患に関する生前・生後の医師の告知の際の補助的役割など、心理師は不可欠な存在ともなりつつあります。脳外科や神経内科領域では、神経疾患についての高次脳機能評価が重要な役割です。私自身は、神経心理学を専門とするようになりましたが、実際現場で脳外科や神経内科経由で多くの患者さんをみる経験をしてきたことが、現在の私の専門性に大きく関係してきております。昨今では、整形外科医や麻酔科医が中心となって診療されている、痛みを訴える患者さんに特化した痛みセンターが病院内につくられました。痛みというと、誰しもが大なり小なり経験することがあるかと思いますが、非常に幅広い症状です。したがって、その原因も器質的なことから心理学的なことまであり、昨今は医師（整形外科医、麻酔科医、脳外科医、精神科医）、看護師、心理師、理学療法士、作業療法士などのチーム医療が重要といわれています。医師によってはどんな痛みのある患者さんも9割がたは何らかの心理的な問題が関係するとさえ言っており、思いのほか、心理学的アプローチが重要と気づかされてきました。

このように、現在の医療においては、医学的治療のみならず、それにともない患者がより良く生きるための支援が必要な時代になってきているといえます。そうなると、心理学的アプローチがとても大切な側面であることは言うまでもありません。本書では、痛み、透析、筋ジストロフィー、エイズ、がん、小児がん、認知症、高次脳機能障害および統合失調症といった多岐にわたる病気のひとへの実践を例に、心理学によりいかにアプローチすることが可能かを紹介いたしました。医療分野における新たな心理学の役割を垣間見ることができることと思います。なお、本書は、２０１５年と２０１６年に行われた日本心理学会主催の公開シンポジウム

「医療における心理学の広がりを考える」の話題にもとづいた執筆となっています。日本心理学会事務局のスタッフと，出版にご尽力いただいた誠信書房の布施谷友美氏に深謝いたします。

２０１７年12月

松井三枝

目　次：病気のひとのこころ――医療のなかでの心理学

第3章　筋ジストロフィーの人のこころと援助　34

第4章 エイズになることとその援助 53

第5章　がんの人のこころとその援助　73

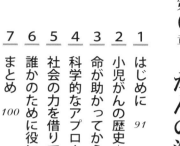

第8章　認知症者の脳とこころ ——神経心理学的アプローチ　118

第10章　精神の病と脳のはたらき——統合失調症を中心に　156

第1章 痛みをもつこころと援助

【有村達之】

1 はじめに

なぜ痛みの医療に心理学の専門家がかかわるのか

ここでは痛み医療における心理学の専門家のかかわりについてお話をします。みなさんは痛みの医療に心理の専門家が関与するという話を聞いて不思議に思うかもしれません。私も昔、20年以上前、大学病院の心療内科の心理職として就職したころ、心理的な援助を痛みの患者さんにするという話を聞いてびっくりしたことがあります。「心療内科」とは、心理的な要因が病気の発症や持続に影響するような、さまざまな病気（心身症）の治療を行う診療科です。痛みを訴える患者さんにも心療内科では治療を行っていました。痛みは心理的なものではなく、身体の病気やけがによって生じるものなのに、どうして心療内科で治療するのだろうと疑問に思ったのです。その疑問を一緒に診療している心療内科医の先生に尋ねてみたところ、痛みは実は心理的な問題の影響をかなり受ける症状であって、そのため場合によっては心身両面から患者さんを診療する心療内科の治療が有効だということを教えてもらいました。とても意外な感じを受けたことを覚えています。本章では痛みとこころとの関係、痛み医療で心理学の専門家が行う支援について述べていきたいと思います。

痛みの種類

痛みは医療機関を受診する患者さんがしばしば訴える症状のひとつです。医療現場では、痛みは三つの種類に分けて診断と治療が行われます。「急性痛」と「がん疼痛」、「非がんの慢性痛」です[6]。これらの中でも心理的な問題と関係が深くて心理支援の必要性が高いのは、特に非がんの慢性痛です。

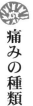

「急性痛」とは外傷、手術、なんらかの病気などにともなう痛みのことで、外傷や手術の傷、病気が治ることで消失するようなものです。そうはいっても傷や病気が治るまでは痛みが続きますので、痛みを医学的治療で減らすことや消失させることを目標にします。「がん疼痛」はがんによって生じる痛みのことで、薬物療法などの医学的治療で痛みを積極的に減らして、患者さんのＱＯＬ（Quality of Life：生活の質）を向上させることが行われます。

「非がんの慢性痛」とは、急性痛やがん性疼痛以外の長期にわたって持続する痛みのことであり、一般的には３カ月あるいは6カ月以上続く痛みのことです。非がんの慢性痛の原因については、関節リウマチなど身体の病気によって生じている場合もあれば、医学的に証明できるような痛みの原因が見つからない場合もあります。後者には頭痛、非特異的腰痛や繊維筋痛症などさまざまな病気が含まれます。「非特異的腰痛」とは医学的に原因がはっきりしない腰痛のことです。「繊維筋痛症」とは，原因不明の全身の痛み，倦怠感，不眠，頭痛などさまざまな身体の不調を患者さんが訴える病気です。非がんの慢性痛では，薬物療法などの生物学的治療のみでは痛みを完全に取り除くことが難しく，痛みとともに患者さんが生活していけるようになることを目標とします。

生物医学モデルと生物心理社会モデル

病気が生じて，それが持続，悪化，改善していく経過を考えるときにどのような視点で分析するかについては，「生物医学モデル」と「生物心理社会モデル」[4]という二つの考え方があります。

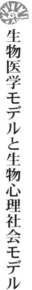

「生物医学モデル」とはけがをした，感染症になったなど，生物学的要因のみが病的な状態の原因だととらえて治療するという視点です。インフルエンザなどの感染症という病気は生物医学モデルでとらえて治療を行います。たとえば，インフルエンザウイルスに感染すると，発熱や倦怠感などインフルエンザの症状が出ます。インフルエンザウイルスが病気の原因になっています。その場合，ウイルスの増殖を抑える薬を使って重症化をくいとめることができます。病気の原因であるウイルスの活動を抑え込むわけですね。ここでは患者さんの心理はまったく考慮されていませんが，そうすることで特に都合の悪い点は生じません。病気の治療はうまくいきます。

もうひとつの考え方である「生物心理社会モデル」とは，生物学的要因に加えて，心理社会的な要因が病気の発症やその後の経過に影響するという視点です。患者さんの心理や人間関係，職場環境などが病気の経過や患者さんのＱＯＬに影響することを考慮するものです。生物心理社会モデルによる理解が適切なのは精神の病気です。精神の病気は心理的な悩みや負担がきっかけとなって生じることが多く，家族や職場の理解がある場合は病気の経過がよくなります。病気に心理的な問題、家族や職場の問題が影響しているわけです。治療では、生物医学的な治療も行われますが、薬さえ飲んでいれば病気がよくなるというものではありません。生物医学的治療に加えて心理的な問題や人間関係の問題、職場環境などの問題を総合的に改善することで経過がよくなることがしばしばです。

生物心理社会モデルと痛み医療

痛み医療の場合、従来、生物医学モデルで対応することが行われてきましたが、非がんの慢性痛では近年その限界が指摘されるようになり、生物心理社会モデルでの対応に移りつつあります。

急性痛は薬物療法などの生物学的治療によって痛みを軽減、消失させることが目標で、実際にそれはある程度うまくいきますので、生物医学的視点が有効です。しかしながら、それは慢性痛の場合にはうまくいきません。さきほど述べましたが、現在の生物医学的治療では慢性痛を完全に取り除くのは難しいことがしばしばです。どうしてもある程度の痛みが残ってしまいます。

そこで慢性痛の治療では、痛みを取り去るのではなく痛みがあっても生活できるように、QOLを可能な範囲で高めるように支援するというのが目標となります。ひどい痛みがあれば、気持ちが憂うつになったり、イライラがひどくなったり、不安が強くなったりします。考え方も後ろ向きになります。そこから周りの人との人間関係が悪くなる、仕事がうまくいかない、家事ができないなどの問題が二次的に生じてきます。このように問題がこじれていかないように、痛みがあってもできるだけ平静な気持ちで生活していけるように援助する必要が生じてきます。

また、痛みには抑うつや不安、怒りなどの否定的な気持ちが影響することが古くから知られています。[2] 痛みがあると気持ちが後ろ向きになって憂うつになる、イライラなど怒りの気持ちが強くなる、心配ごとや不安が増える、人間関係や生活、仕事に支障をきたすなどの問題が生じるとさきほど述べましたが、逆に、それらの心理社会的問題があることで、痛みがさらにひどくなることがあるのです。つまり、心理的な問題と痛みはお互いに影響を及ぼし合う関係にあって、痛みがあると心理的な問題がひどくなり、そのことがさらに痛みを悪化させるという悪循環の関係になることがあります。この場合、心理的な問題を軽くすることができれば、痛みの悪循環が止まり、場合によっては痛みを減らすことができるかもしれません。

このように非がんの慢性痛では、患者さんが痛みに圧倒されずに痛みとともに生活していけるようにする援助、痛みに悪影響を及ぼしている心理社会的問題を軽減して痛みを軽くする援助が必要です。そのため、従来、痛み医療の現場で活用されていた生物医学モデルより、生物心理社会モデルで病気をとらえて援助するほうが合理的だと考えられるようになってきました。

2　慢性の痛みとこころ

非がんの慢性痛に心理的な要因がかなり影響していることについては、海外では多くの研究があります。ここでは欧米での研究の知見に加えて、私が研究チームの一員としてかかわった日本の研究について、いくつかご紹介したいと思います。これは主に九州大学病院など国内外の大学病院で行われた研究です。通常、医療現場での研究はひとりで実施することはまれで、複数の研究者や治療者が協力してひとつの研究チームとして行うのが普通です。私は主に心理の専門家として心理テストの選定や実施、統計解析などにかかわっていました。病院の医療ではチーム医療といって複数の医療者がかかわって業務を行うのが普通ですが、研究も同じようにチームで行います。

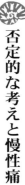

否定的な考えと慢性痛

痛みの患者さんはしばしば痛みに対する極端に否定的な考え（認知）をもっています。それは「痛みのせいで何もできない」（無力感）、「痛みのことをずっと気にしている」（反すう）、「痛みがもっとひどくなるのではと思う」（拡大視）などの否定的な考えで、「破局化」（破局的思考）と呼ばれています。欧米での研究で、破局化の強い患者さんは痛みが強く、痛みによる生活の障害が強い、治療経過がよくないなどがわかっていました。私たちは、日本の大学病院を受診した患者さんでそれがどうなっているのかと思い調べてみました。破局化を調べるＰＣＳ（Pain Catastrophizing Scale）という心理テストを、痛みの強さや抑うつ不安、痛みによる生活の障害を調べる心理テストと一緒に実施し、それらの間に関係があるかどうか分析してみました。その結果、欧米の患者さんと同じように、患者さんの破局化が強いと痛み、抑うつや不安が強く、痛みによる生活の障害も強いことがわかりました。(7)

失感情症と慢性痛

慢性痛の患者さんには「自分の気持ちがよくわからない」（感情同定困難）、「自分の気持ちを詳しく言葉で表現して他者に伝えることができない」（感情伝達困難）、「自分や他者の気持ちに興味がない」という心理的な傾向をもつ人がいます。これを「失感情症」（アレキシサイミア）と呼びますが、感情の言語化が困難という意味です。(2) 気持ちがよくわからないというと、みなさんは失感情症の人は嫌な気持ちも感じないからいつもよい気持ちではないかと思うかもしれません。確かに不快な出来事や楽しい出来事があっても何も感じていないような印象を受ける人もいます。また、何も感じていないのではなく、はっきりと言葉にしにくい漠然とした不快感を覚えているような人もいるようです。自分の気持ちが混沌として自分でもうまくつかめないという感じに近いのかもしれません。今までの人生で、虐待など非常につらくて不快な体験をした人にそのような人が多い印象です。わたしたちもとても怖い体験、嫌な体験をしたときに、それが言葉にならないような経験をすることがないでしょうか？　そうした体験に近いのかもしれません。また、失感情症の患者さんには、嫌な気持ちが生じたとき、嫌な気持ちになった原因が自分でもよくわからないという体験がしばしばあります。原因も状況もわからず、ただばくぜんと嫌な気持ちだけがあるようです。事情を詳しく聞くと、どうもそれは誰かに対する怒りであったり、不安であったりするようなのですが、それを患者さんはうまく説明できないのです。

わたしたちは、非がんの慢性痛の患者さんでも特に症状の強い人にそのような傾向がある印象をもっていましたし、海外の研究でも失感情症の強い人は慢性痛の症状が強いという報告がありましたので、大学病院を受診中の非がんの慢性痛をもつ患者さんに、失感情症の程度を調べるＴＡＳ20（Toronto Alexithymia scale 20）という心理テストを受けてもらいました。また、痛みの強さや痛みによる生活障害を調べる心理テストも一緒に記入してもらい、それらの関連性を分析しました。その結果、失感情症が強いと痛みによる生活障害や抑うつ、不安が強いことがわかりました[8]。さらに、おそらく失感情症が強いと自分の気持ちがよくわからず、それを他者に伝えて対処することもできないため、抑うつや不安が強くなり、その結果、生活上の障害がひどくなっているらしいことも推察されました。要するに失感情症があると自分の気持ちのコントロールが悪くなり、そこから二次的に生活のしにくさが生じるらしいのです。

わたしたちは嫌なことがあるとなぜ自分が嫌な気持ちになったのかわかります。たとえば、「今日、職場で自分の仕事の仕方について注意されたから、自分がなさけなくなって落ち込んで嫌な気分になっていることが自分でわかる」というようなことです。もし、そうであれば、友人や家族にそのことを聞いてもらって、気分が改善するということはありそうです。しかし、自分が嫌な気分であっても、なぜそうなっているのかわからなければ、知り合いにそれを聞いてもらうことは不可能です。結果として、嫌な気持ちがいつまでも解消しないということがありそうです。前に否定的な感情は痛みを強めるということを述べました。慢性痛の患者さんの場合、失感情症のために解消しない否定的な感情が痛みの問題をより複雑化していることがあるのかもしれません。

さらに、失感情症と慢性の痛みの関連性は、身体疾患をもっているような患者さんでも見出されました。私たちは米国で神経筋疾患という病気で闘病中の患者さんにアンケート調査を依頼し、失感情症と慢性痛症状との関連性を調べてみました。「神経筋疾患」という病気は、神経や筋肉の異常により筋力が低下し、日常生活に支障をきたす難病の総称です（第3章を参照してください）。神経筋疾患の患者さんには高率に慢性痛が生じることが知られています。そこで、さきの研究と同様の心理テストに記入してもらうことを患者さんに依頼しました。分析の結果、失感情症と痛みの強さ、痛みによる日常生活の障害、活力の低下には関係があることがわかりました。[5]

身体を動かすことに対する恐怖

痛みを生じるような活動は身体に害があり、身体を動かして痛みが生じることは恐ろしいという考えのことを「恐怖回避信念」と呼びます。恐怖回避信念があると患者さんは身体を動かすことを恐れ、身体活動を避けるために仕事や日常生活にさまざまな支障が出やすくなります。[9]

痛みに対する主観的コントロール感

痛みの持続時間、頻度、強度、不快感を自分は少なくすることができるという信念を「痛みに対する主観的コントロール感」と呼びます。痛みに対してコントロール感のある患者さんは痛みによる日常生活の障害や痛みの程度が軽いことがわかっています。[3]

自己効力感

「自己効力感」とは、自分はある課題をうまくやれる、よい結果を得られるという信念のことです。痛みがあってもうまく仕事がやれる、痛みがあっても生活を楽しむことができるなどの信念のことです。自己効力感の強い慢性痛患者さんは、抑うつや不安、痛みによる日常生活の障害が少なく、痛みがあってもＱＯＬが高いレベルで保たれています。[1]

3　腰痛とこころ

非がんの慢性痛にはさまざまなものがありますが、腰痛はその代表的なものです。その80％から90％は原因がよくわかりません。[9] 腰痛は心理社会的要因が影響することがよく知られるようになってきました。最近、腰痛の診断や治療のよりどころとなる『腰痛診療ガイドライン　２０１２』[11] が出版されました。「診療ガイドライン」とは、病気のメカニズムや治療法についての研究成果を、科学的根拠にもとづいて系統的な手法でまとめた文書で、医療関係者に強い影響力をもちます。『腰痛診療ガイドライン ２０１２』では、腰痛の発症や慢性化についての科学的な研究や、治療法についての研究が紹介されています。さらに研究成果の科学的根拠については、強い科学的根拠（Grade A）であるのか、中程度の根拠に基づいているのか（Grade B）、弱い根拠しかない（Grade C）のかが明確に区別されて記述されています。非常に印象的なのは、このガイドラインの中で、腰痛の発症と遷延に心理社会的因子が関与していると明確に述べられており、しかもそれが強い科学的根拠をもつ「Grade A」と判定されていることです[11]。多くの研究によって不安、抑うつ、恐怖回避信念、破局化などが腰痛の経過に影響を与えることがわかっています[8]。体を動かすと腰に悪いのではないかと不安になって身体を動かさないようにしている、気持ちが憂うつで不安が強い、自分の痛みはもう治らない、痛みのせいで自分はもうだめだなどと考え込んでいる場合には、腰痛はよくならないということです。しかもまた、職場における心理社会的因子は腰痛の発症とその予後に影響を与えることがわかっています[8]。たとえば、仕事への不満がある人、単純な仕事、高いプレッシャーにさらされる要求度の高い仕事をする人では、腰痛が生じやすくなります。職場の上司や同僚、家族との人間関係が悪い場合も腰痛の経過に悪影響を与えます。

4 慢性痛に対する認知行動療法

非がんの慢性痛では、抑うつ、不安、怒りなどが痛みに影響することをみてきました。また、破局化と呼ばれる痛みに対する否定的な考えも慢性痛の症状に影響するらしいこともわかってきました。痛みに対するコントロール感や自己効力感があると痛みによる生活障害が軽くなります。そこで、痛みの発症や維持に心理的な要因が影響するのなら、その心理的要因に働きかけることで痛みの治療ができるはずという考えのもとに、痛みの心理的援助法が開発されました。代表的なものが慢性痛の認知行動療法です。

認知行動療法とは

「認知行動療法」とは、元来、抑うつ、不安、恐怖など、メンタルヘルスの問題に対する心理学的な支援法です。患者さんの問題を認知（考え方）、行動、感情の問題として概念化して分析し、認知や行動を訓練によって変化させることで否定的な感情（抑うつや不安など）を変えるというものです。抑うつ症状や不安症状が病気のおもな問題となっているうつ病や不安障害に対して、認知行動療法は大きな成功をおさめてきましたので、それをうつや不安以外のさまざまな問題や疾患に拡張する試みがなされました。そのひとつが慢性痛の認知行動療法です。認知行動療法には第1、第2、第3という三つの世代[3]がありますので、順をおって説明します。

第1世代の認知行動療法

慢性痛に対する第1世代の認知行動療法はもともと「行動療法」と呼ばれていました。患者さんの問題を行動の問題としてとらえます。たとえば、慢性痛であれば、慢性痛の患者さんは痛み自体も問題ですが、痛みによって生活の障害がひどくなることも問題です。痛みのために一日中寝ている、仕事ができない、家事ができないなどです。痛みがあると、人は痛みのために仕事をしない、家事をしない、動かなくて寝ているという生活に陥りがちです。人間関係でも、家族や友人と親しい人と協力して生活することや一緒に生活を楽しむことができなくなり、ＱＯＬが低下します。痛みを訴えては医療者や家族に身の回りのことを手助けしてもらうという行動パターンになる人もいます。この場合、過剰に痛みを訴えるという行動に対して、周囲からの注目が向けられるという人間関係のパターンが生じることがあります。言い換えると、痛みを過剰に訴えることで周囲の注目が向けられ、それによってさらに痛みの訴えが強まっていることがあります。痛みの過剰な訴えのことを「疼痛行動」と呼びますが、疼痛行動はそれに対する周囲の注目（強化）によって維持されるということです。そこで、疼痛行動に対する注目を減らすことで疼痛行動を減らそうというのが行動療法です。疼痛行動への注目を減らすと同時に、患者さんにとって意味のある行動（趣味を楽しむ、仕事をする、家事をするなど）に対して注目を向けるよう周囲の医療者や家族は振舞います。もちろんこれらは患者さんに黙ってやるのではなく、方針を患者さんに説明して同意を得てから始めます。これがうまくいくと、痛みによる生活の障害は減少して、痛みがあっても生活ができるようになります。

第2世代の認知行動療法

慢性痛に対する第2世代の認知行動療法は、単に「慢性痛の認知行動療法」と呼ばれることもあります。第1世代との違いは、患者さんの行動だけではなく、認知（考え）も痛みを維持する重要な役割があると理論化し、行動に加えて認知への働きかけも行う点です。

痛みの認知行動療法では、痛みを恐れて休息をとりすぎる傾向、過労に陥ってしまうような過活動と社会生活に支障をきたす過度の休息をとるという両極端の行動を繰り返し行う傾向などの不適応的行動を減らし、可能な範囲で気晴らしなどの適応行動を増やしていくようにします。不適応行動を減らし適応行動を増やすのに使われるのが「行動的技法」です。認知行動療法では破局化のような痛みや気分の悪化につながる否定的認知を見つけ出して修正することも試みます。否定的認知の修正に使われるのが「認知的技法」です。それらの技法を練習することで成功体験を積み、痛みに対するコントロール感や自己効力感を増やしていくのも目標のひとつです。

行動的技法には、気晴らしや達成感のある活動を可能な範囲で徐々に行う「活動活性化」や、痛みやストレスに対してうまく対処するための「リラックス法」の教示、言いたいことや言う必要のあることを攻撃的にならずに相手に伝える「自己主張訓練」があります。これらは抑うつや不安に対する認知行動療法でもよく使われている技法です。慢性痛独特の技法としては「ペース調整技法」があります。これは過活動と過度の休息という慢性痛患者さんにみられる極端な行動パターンを修正するためのものです。慢性痛の患者さんには疲労や痛みが非常に強くなるまで仕事や運動を頑張ってしまう人がいます。疲労や痛みが限界まで強くなると、今後は逆に極端に何もしない生活になってしまいます。この極端な生活のパターンを修正するため、あらかじめその患者さんにとって無理のない活動の時間と休息時間を決めて生活するというのがペース調整技法です。

認知的技法の代表として、否定的な認知を変化させるために使われる「認知再構成法」があります。これはうつや不安、怒りなどの否定的感情、痛みなど身体の不具合を感じたときにある否定的認知をとらえて修正するための技法です。また、慢性痛をもっている人はさまざまな生活上の問題を抱えており、それをうまく解決できていないことが多いものです。そのような場合に導入されるのが「問題解決技法」です。問題を紙の上に書き出し、解決策をブレインストーミングしていくつも考え出し、適切な解決策を合理的に思考して選ぶというものです。

第３世代の認知行動療法

第３世代の認知行動療法は「受容」（アクセプタンス）を治療目標とするのが特徴です。第１世代と第２世代の認知行動療法は問題や症状を減らす、好ましくない認知や行動を変えるという発想法です。第３世代の認知行動療法では問題や症状を減らそう、好ましくない認知や行動を減らそうという考えをしません。問題や症状があってもそのままにしておくようにします。症状があるのなら、それを受け入れて症状があっても生活できるようにしていきます。

慢性痛の医療では、生物医学的治療でも認知行動療法でも患者さんの痛みを完全に取り去るのは難しいという現実があり、治療者としてはつらいところです。しかし、痛みや問題の除去ではなく、痛みや問題を受け入れることを目標にするのであれば、痛みや問題が改善しないことは問題になりません。このような理由で、第3世代の認知行動療法の発想は、治療が難しい慢性疾患をもつ患者さんへの援助に適した性質をもっています。

症状や問題を受け入れるためにはマインドフルネスという概念が重要です。「マインドフルネス」とは今の瞬間にそこにあるもの、自分がしている行動、考え、感情、周囲の人や状況などに、良い悪いの価値判断を入れずに気づいているというこころの状態です。たとえば、この文章を読んでいるあなたが、「自分は今文章を読んでいる」ということに気がついていれば、あなたは文章を読んでいるということにマインドフルでいます。あるいは、この文章を読んでいるときに急におなかがすいてきたとします。そうであれば、おなかがすいていることにマインドフルだということです。ひょっとしたら文章を読んでいるうちに疲れが出てきて、今、自分が疲れていることに気づいたかもしれません。そうであれば、疲れていることに気づいている、マインドフルだということです。もしもあなたが体のどこかに痛みがある、気持ちが憂うつ、不安な気持ちでいる、怒りを感じているという状態で、それに気がついていれば、それは痛み、憂うつ、不安、怒りなどの不快感に対して気づいている、マインドフルということになります。痛みなどの症状、憂うつな気持ち、不安や怒りなどの気持ちに対して、それらを無理に消したり感じないようにしたりしないで、それらの不快感と一緒にいる状態がマインドフルネスです。それができれば、その不快感に耐えることができるし、それらを受け入れることができます。

マインドフルネスの状態は訓練で習得することができ、それを「マインドフルネストレーニング[12]」といいます。訓練を行った患者さんは痛みなどの症状、抑うつや不安などの否定的な感情、不快な出来事などに耐えられるようになり、それらを受け入れられるようになります。マインドフルネストレーニングでは、患者さんは自分の感覚体験や感情体験を毎日客観的に観察する訓練を行います。自分の痛みに注意を向け、痛みの部位はどれくらいの広がりなのか、強弱があるのか、どんな性質の痛みなのかなども観察します。さらに自分の怒りや抑うつ、不安などの感情体験、「痛くて耐えられない」などの破局化も観察するよう練習します。

マインドフルネストレーニングの目標は、自分のしていること、感じていること、考えていること、病気の症状、さらには周囲のことにいつも気づきを保って生活するライフスタイルの習得です。できるだけ、今の瞬間、今していることに注意を向けながら生活します。こうすることで痛みがあっても生活できるように練習していきます。

推薦図書

山本達郎・田代雅文編（二〇一六）『慢性痛の心理療法ＡＢＣ』文光堂

これは慢性痛の心理療法について日本語で読める唯一の入門書です。翻訳書ではなく、日本人による執筆であるので、わかりやすいのが特徴です。

第2章 透析患者のこころの理解

【服巻　豊】

1 はじめに

本章では、透析患者のこころを考えるために、腎臓の仕組みと腎不全への対応としての透析医療、そして維持透析患者の生活を概説します。そのうえで、維持透析患者のこころとからだ、そして心理援助のあり方について話を進め、チーム医療として、そして地域の中での心理学の役割について述べていくことといたします。

2 腎臓の働き

腎臓は、からだの中に二つあり、①体内に溜まった老廃物を尿として体の外に排出し、②水分量や電解質

表2-1　腎臓の働き

①老廃物を尿として，体の外に排出する 蛋白質の燃えかすとして尿素ができます。正常の腎臓の機能では，これらは尿と一緒に排泄されます。
②体の中の水分や電解質を調節する 腎臓では，尿の濃さや量を調節し体の中の水分を一定に保っています。
③血液をつくるホルモンと血圧を調節するホルモンを分泌する 腎臓は血液をつくるホルモン（エリスロポエチン）を分泌し，骨髄の赤血球生産をうながしています。また，血圧が下がり腎血流量が減少すると腎臓からレニンというホルモンが分泌され，血圧を上げるように働きます。
④ビタミンDを活性化する ビタミンDは食物から摂取するか，日光の紫外線により皮膚でつくられ，腎臓で活性化され，活性型ビタミンDとなります。活性型ビタミンDは，腸から血液中にカルシウムを吸収することを助けます。
⑤不要になったホルモンを不活化する 腎臓は体にとって不要なホルモンを壊したり捨てたりしています（インスリン，成長ホルモン，PTH〈副甲状腺ホルモン〉など）。

（国立循環器病研究センター　循環器病情報サービスの Web サイト〈http://www.ncvc.go.jp/cvdinfo/disease/renal-failure.html#2〉をもとに著者作成）

（イオン濃度）を調節し、③血液をつくるホルモンと血圧を調節するホルモンを分泌し、④ビタミンDを活性化し、⑤最後に不要になったホルモンを不活化するという五つの働きをして、健康を維持しています（**表2-1**を参照）。そうした腎臓の機能が低下し、十分に働かなくなると腎不全という状態になり、透析により体内の老廃物を人工的に排出する手助けが必要になります。

3　透析を受けるまでのからだの変化

透析とは、腎臓の働きの一部（老廃物と余分な水分の除去、および電解質の調整）を透析器という器械により担う医療のことです。腎不全になると体内の老廃物が外に出なくなり、尿毒症という状態に陥り、意識障害を引き起こし、死に至ることもあります。

腎不全は、急性腎不全と慢性腎不全とがあ

り、急性は回復しますが、慢性ですと透析導入あるいは腎移植が必要となります。慢性腎不全には、さまざまな原因があり、そのおもなものには、小児のころから慢性糸球体腎炎(注1)に罹患し、徐々に慢性腎不全になる場合と、糖尿病性腎症(注2)から慢性腎不全になる場合があり、近年では、糖尿病から腎不全になる患者が急増しています。いずれも長い経過を経て慢性腎不全、そして透析導入になることが特徴的です。

それでは、透析を受けるまでのからだの変化を見ていきましょう。

保存期

なんらかの原因で慢性的に腎臓が悪くなると、尿にたんぱくが出てくる蛋白尿や血の混じる血尿が現れますが、自分で体調の変化に気づく自覚症状はほとんどありません。自覚症状は、慢性腎不全という末期の状態になってから現れるといわれています。この時期は「保存期」といわれ、慢性的な腎炎になった場合に、この時期をできるだけ長くして慢性腎不全にならないように、薬物療法をはじめ、食事制限、水分制限、運動制限など、日常生活上で制限や厳しい管理が求められ、制限を守らないとすぐに体調を崩してしまうことになります。腎臓は、肝臓のように再生機能をもっておらず、一度悪くなると回復できないため、悪くなる方向への進行を止めることが重要です。そのため、この時期のことを保存期と呼ぶようです。

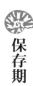

透析導入期

保存期を過ぎ、慢性腎不全になると、むくみ、高血圧、心不全といった医学的な所見が現れ、治療の対象となります。同時に自覚症状が出現します。その代表的なものは、食欲不振、吐き気、頭痛、不眠、だるさ、貧血などです。この自覚症状は、第2節で述べましたように、腎臓の重要な働きである老廃物の排泄機能が低下することによるものであり、貧血は、血液をつくるホルモンの分泌が低下し、骨髄で赤血球を生産できないことで引き起こされます。この状態になるほとんどの患者は、医学的所見あるいは自覚症状をもとに病院を訪れることになります。慢性腎不全の初期は、尿も変わらず出ているので安心してしまいがちですが、重篤な場合は意識障害を起こし、緊急入院となることもあります。腎臓機能が回復不能で慢性腎不全と診断されますと、日本では、ほとんどの慢性腎不全患者は透析を導入され、維持透析に移行していきます。

透析治療では、大量の血液を動脈からいったん体外に出し、透析器でろ過して老廃物を除去した後に、その血液を静脈から体内に戻し、腎臓機能の一部を肩代わりします。透析のためには、血液を体外に出すための針と体内に戻すための針を2本、血管に刺すことになります。血管には動脈（酸素が多い血液を心臓から末梢へ送るための血管）と、静脈（末梢で酸素を消費した後の血液を心臓に戻すための血管）があります。透析では、動脈と静脈の連絡部（シャントといいます）をつくります。そのため、透析導入になると患者は、まずどちらかの腕の血管の動脈と静脈をつなぐシャントをつくる、外科的手術を受けることになります。シャントを腕につくり、透析針を刺し、透析治療を開始します。週3回、定期的に行い、からだが馴染むまで入院して透析治療を受けます。その後、患者は退院して外来にて透析治療を受けます。一般的な透析治療は、2日に1回、1回4時間行われます。入院治療から外来治療、あるいは自宅から通える透析クリニックなどへ転院して、維持透析の生活リズムに馴染むまでが「透析導入期」とされます。

（注1）「糸球体」とは：血液をろ過しておしっこをつくる大切な腎臓の中の毛細血管のかたまりのことです。糸球体が炎症を起こすと血液の中の毒をおしっことして体の外に出せなくなるのです。
（注2）「糖尿病性腎症」とは：生活習慣病のひとつである糖尿病がどんどん進行し、悪化して腎臓まで炎症を起こしてしまった状態のことです。つまり、糖尿病が原因の腎臓病のことです。

維持透析期

透析医療は、医学の急速な発展により30年を超える長期透析が可能となり、旅行や結婚、ひいては妊娠出産もできるようになりました。透析医療の始まりの時期には、透析患者の生存率は5年ほどでしたので、その急速な進歩は目覚ましいものです。同時に、透析医療を受けるという状態が死に直面していた時代から、透析治療を受ければまず日常生活は送れるという状況に変わり、患者さんも「慢性疾患を抱えて生きる人」という位置づけになっています。しかし、維持透析患者が透析治療を受けなければ、血液中に老廃物が溜まり、尿毒症を引き起こし、死に至ります。実際のある事例を紹介しましょう。

ある透析クリニックに通院する人情に厚い50歳代の透析患者（Aさんとしましょう）は、遠方に住む知人の困難を見過ごせずに助けに行きました。Aさんは、３日間ほどクリニックの看護師たちからも連絡がとれない状態になりました。つまりAさんは2回、透析治療を無断欠席したのです。するとAさんは、尿毒症で意識障害を起こし、緊急搬送でクリニックの近くの大きな病院に救急車で運ばれ、緊急透析を受けて一命を取りとめました。Aさんは、クリニックにばつの悪そうな顔をして戻ってきましたが、案の定、院長や看護師長に「命を大切にしなさい」とこっぴどく叱られていました。それでもAさんは、いつもの透析治療が始まってから、ベッドサイドで患者仲間や心理士の私に、「自分の生き方を貫いただけで、死んでもいいと思っていた」と語っていました。患者仲間は、Aさんの気性や生き方を長年のつき合いで熟知しているので何も言いませんし、あたたかく見守っていました。ただ、医療従事者は患者の命を預かっているので、そうはいきません。維持透析患者の生き様と治療との折り合いをつけるのは簡単ではありません。

「維持透析期」では、導入のために入院した病院、あるいは、自宅近くで通院が可能な透析クリニックなどいずれかを選択し、外来通院をすることになります。日々の食事制限、水分摂取制限、服薬管理（多くの薬を服用することになります）、そして透析治療のための2日に1回の外来通院と、維持透析患者としての日常生活はすっかり透析中心となります。働き盛りの年齢の場合、日中に仕事をし、夜間透析を選択することが多いようです。それでも透析治療は、大量の血液を体外に出して、ろ過後に体内に戻すという身体にとって過酷な治療ですので、透析が終わってからの体調維持も難しいのです。体調不良でも翌日休めない、夜間透析も夕方の時間が決まっているので残業ができないなどの理由から、仕事を失ってしまう場合もあります。維持透析患者が仕事を失うのは、体調や時間の問題からだけではありません。職場の理解がなくて、透析患者だということが会社側に知れただけで失業に追い込まれることもあります。透析患者の中には、職場に内緒でなんとかやりくりされている方もいますが、やがて限界が来ることになります。

透析治療では、患者同士や患者と医療従事者とのつながりが強いものです。その中でも患者仲間では透析患者会というものがどの病院・クリニックでも組織され、各自治体、全国と、組織としての広がりをもっています。社会的弱者である透析患者が、社会的な理解を求めていくために、患者会というものが団体組織としての力を発揮し、行政などにも働きかけることがあります。たとえば、患者会が国に働きかけた結果、医療費が国の負担として認められ、透析医療の自己負担がなくなったことは患者会の大きな実績です。こうした患者会への入会、活動も患者の生活を支える大きな資源となっています。

糖尿病性腎症

糖尿病から慢性腎不全になる場合は、糖尿病の末期症状として、いろいろな臓器の機能が低下してしまう多臓器不全状態になります。その多臓器不全のひとつとして糖尿病性腎症があります。糖尿病性腎症の場合の保存期は、糖尿病としての生活管理が保存期としてとらえられるでしょう。

糖尿病の末期症状としての慢性腎不全は、多臓器不全の状態と同じ意味をもちますので、さまざまな臓器への治療と医学的な管理が同時になされることになります。

糖尿病性腎症からの維持透析患者の場合、これまでの生活習慣病としての糖尿病、さらにはその糖尿病の管理がうまくいかず慢性腎不全になったという、二重の失敗体験をしている場合があります。糖尿病患者として、透析患者として、日常生活上の制限や管理が厳しくなると、ストレスフルな日々となり、自分らしさを保ちたい自分の考えと、自分のからだを心配する家族や医療スタッフとの考えに大きなギャップができ、そのことによる心理的な問題や対人関係上の問題が浮き彫りになることがあります。

4 腎不全医療について

腎臓の機能を失った腎不全になった場合の治療方法は、「血液透析」と「腹膜透析」と「腎移植」があります。モラー、ジオベルグ、ブラウン[19]は、ヨーロッパ、アメリカ、アジア（日本を含む）の120カ国で腎不全患者の調査を行い、世界での腎不全医療選択の割合は、血液透析68・7％、腹膜透析8・5％、腎移植22・8％との調査結果を発表しています。

日本の腎移植を受ける患者の率は、腎不全患者の4％に満たないとされています。日本透析医学会のデータによれば、慢性透析患者の数は2013年末には31万4180人でした。透析治療としての内訳は、昼間に血液透析をしている人は全透析患者の83・7％（26万3109人）、夜間の血液透析は13・2％（4万1365人）、在宅での血液透析は0・1％（461人）、腹膜透析は2・9％（9245人）でした。日本の高度医療の発展は他国をしのいでいますが、腎不全医療の選択については、世界の状況と比べて血液透析に偏っています。

全透析患者の数は、２０１２年末から２０１３年末にかけては、４１７３人増加していました。２００５年ごろまでは毎年1万人の増加を示していましたが、２０１１年から２０１２年末にかけては５１５１人、そして２０１３年末にはさらに増加率が減少しています。

腎不全医療は、身体面への医学的治療のアプローチが始まりとなります。そして透析ケアは、身体的な延命のみを目的とする治療でなく、患者の心理や社会など彼らを取り巻く環境すべてを含めて、その人そのものをケアすることが求められる、全人的ケアとして位置づけられています。また、透析患者の立場では、生死をかけた極限の医療行為を受けながら、身体面での苦痛が軽減されてくると、患者の自然な心理として、誰しも心理社会面を含めたＱＯＬ（Quality of Life：生活の質）の高い、透析導入前のような快適な生活を望みます。日本の腎不全医療は、欧米に比べるとその医療技術面では相当に進歩していますが、この領域での精神、心理、心理社会的、倫理的な側面では遅れていると言われています[12][14][17]。腎不全医療の世界的な動向と合わせて、日本における透析患者の数の多さと40年を超える長期透析患者の多さを鑑みると、彼らの身体的、心理的、精神的、スピリチュアルな対応は緊喫の課題といえます。

それでは、血液透析と腹膜透析の違いをいろいろな観点から見ていきましょう（**表2-2**を参照）。

血液透析

血液透析（Hemodialysis: HD）は、主に病院やクリニックに外来通院し治療を受けるもので、昼間と夜間に行われます。通常、透析患者というと、この血液透析を受けている方を示すことが多いです。透析治療は、導入時にシャント手術を受け、その後の治療は1回４～5時間、週に２～３回、隔日の外来通院となります。透

表2-2　血液透析と腹膜透析の違い

病　期	項　目	血液透析（HD）	腹膜透析（CAPD）
治療方法	透析をする場所	医療施設	自宅・会社など
	透析に必要な時間	4〜5時間／回	連続に24時間
	透析による拘束時間	4〜5時間／回＋通院時間／回	交換時（約30分／回，4〜5回／日）
	透析を操作する人	医療スタッフ	患者さん本人，ご家族
	通院回数	2〜3回／週	1〜2回／月
	手　術	シャントをつくる	カテーテルを植え込む
症　状	透析による自覚症状	穿刺痛，血圧低下や頭痛，吐き気など	お腹が張る
日常生活	社会復帰	可能（夜間透析）	可能（会社でバック交換）
	透析中の活動	拘束される	活動できる
	入　浴	透析のない日に入浴	カテーテルのケアが必要
	スポーツ	できる	できる
	旅　行	長期の場合は透析施設の予約が必要	透析液，器材の手配 バックアップ施設が必要
	食事制限	タンパク・カリウム制限，塩分・水分制限	塩分・水分制限，タンパク制限
	その他	シャント管理	カテーテルの管理
費　用	自己負担	1〜2万	1〜2万 機材のレンタル料

（東京女子医科大学病院　腎臓病総合医療センター腎臓内科の Web サイト〈http://www.twmu.ac.jp/NEP/hukumaku-toseki.html〉より著者改変）

析機器は、主に医療スタッフ（看護師や技師）が操作します。

また、日常生活では、食事・水分制限や透析中の時間的な拘束を除けば、夜間透析を選択すれば仕事への復帰も可能であり、（海外）旅行（現地での透析治療は必須）なども可能です。そうは言っても透析治療が中心の生活には違いなく、さまざまな心理的問題を抱えやすい生活状況です。また、透析中に血圧低下が起きると良質な透析治療ができなくなります。

このように透析治療中には透析患者に特有の緊張感があります。透析前にスタッフの前で体重計に乗るときの緊張感、透析針が刺される際の緊張感や針が刺さるときの痛み、そして透析中、血圧が下がらないか、体調不良にならないかという不安感、緊張感は、慣れるまでは彼らにとって相当な負担となります。そのような緊張感の連続による透析患者の肩凝りは、心理的な影響も受けていることがあります。さらに、良質な透析治療ができていない場合や心理的な影響が強い場合に、ときにムズムズと全身のかゆみに襲われることがあり、対処療法だけでは治まらず、やっかいな症状とされます。

腹膜透析

腹膜透析（Peritoneal Dialysis: PD）は、在宅で行う透析治療で、通院は月に１～２回程度です。患者自身の腹膜を利用して血液をろ過して老廃物を除去する方法で、寝ている間に器械を使って自動的に行う方法（Automated Peritoneal Dialysis: APD）と、日中に複数回、透析バックを自分で交換する方法（Continuous Ambulatory Peritoneal Dialysis: CAPD）があります。腹膜透析は、自宅で定期的に行えるため、職場で透析バック交換の処置をひとりで実施する方もいます。患者自身が器械を操作でき、時間的な自由度もあり、活動範囲が広がります。そのために透析患者は、１日４～５回の透析バックの交換タイミングを、うまく生活リズムにスケジュール化することが重要になります。腹膜透析は、子どもが選択することも多いですが、社会復帰のために選択する方も多く、長い経過をたどりますので自己管理だけでは難しく、家族や職場や学校などの周囲の理解が大切になり、家族の負担が大きくなることもあり、患者本人だけでなく、家族などへの配慮が必要になります。

腎臓移植

透析導入と同時に、移植を希望して移植を受けるための登録（移植を受ける側をレシピエント、提供する側をドナーと言います）をする方も多いですが、日本では多くの腎不全患者が維持透析を受けています。腎移植には、生体間移植ならびに献腎移植があります。生体間移植は、倫理的条件、医学的条件を満たした親、子、兄弟姉妹、または配偶者のドナーから、二つある腎臓のうちのひとつをレシピエントに移植する方法です。献腎移植は、生前に書面で本人の臓器提供の意思がある場合、もしくは本人の意思が確認できない場合でもご家族の承諾がある、脳死後または心停止後の方からレシピエントに移植する方法です。移植は、まったく別の個体としてのドナーのからだから腎臓をレシピエントに取り入れるのですから、拒絶反応と言われる生物学的に必要な生体防御反応への対応が必要となり、移植後であってもまったくもとの健康なからだとしてではなく、新しい移植腎を抱えた患者として生きていくことになります。移植腎も機能しなくなることがあり、その場合は、移植腎を取り除いて、維持透析に戻ることになります。また、生体間移植では、誰がドナーとなるかなどで、それまでの家族関係も影響し、さまざまな人間関係上の葛藤が引き起こされることがあります。献腎移植であってもドナーのことを知らないことが倫理的な条件ですが、そのことでレシピエントにさまざまな心理的影響をもたらすことがあります。移植に関してもさまざまな心理的状況があり、本章で移植について語るのはここまでとします。

5 透析患者の生活とこころ

本章では、維持透析患者は、血液透析患者を指すものとして話を進めます。維持透析患者は、昼や夜に外来通院し、週3回（まれに2回の場合もあります）、1回4～5時間の血液透析治療を受け、日常では、食事や水分制限を守りながら生活を送ります。

維持透析患者は、長い経過の中で透析導入となり、長期的に維持透析を受けています。腎移植や腹膜透析を受けていた患者が、血液透析としての維持透析になる、あるいは戻ることもあります。また、透析導入になる経緯として、慢性糸球体腎炎から保存期を経て慢性腎不全になる場合と、糖尿病から多臓器不全として慢性腎不全になる場合とでは、患者本人が透析治療を受けざるをえないという予測や予期、準備する心構えに大きな違いがあり、透析治療を受け入れていくプロセスにずいぶんと違いがあるようです。

長年腎不全医療に精神科医として関わってきた春木[13]は、透析医療が根治療法でないことにより、導入期や維持期のそれぞれに抑うつと不安などのさまざまな心理的問題を呈すると報告しています。国内外においても、透析医療での患者心理に関する研究で、同様の報告がなされています[3][15]。透析導入期を経て外来通院で1回4～5時間、週に2、3回維持透析（血液透析）を受け、厳しい食事・水分摂取制限を守るよう求められるなど、医療従事者によって行われる身体管理が、患者さんのプライベートな生活や好きな食べ物・飲み物という嗜好品の制限へも及んだ、いわば生活管理となることが、このような心理的問題の生ずる背景として考えられます。特に糖尿病から腎不全となった場合は、好きな食べ物をやめられない方が多く、体重制限に苦労され、医療従事者とのトラブルが日常的になることもあります。これは、維持透析への導入となった患者にとって、こ

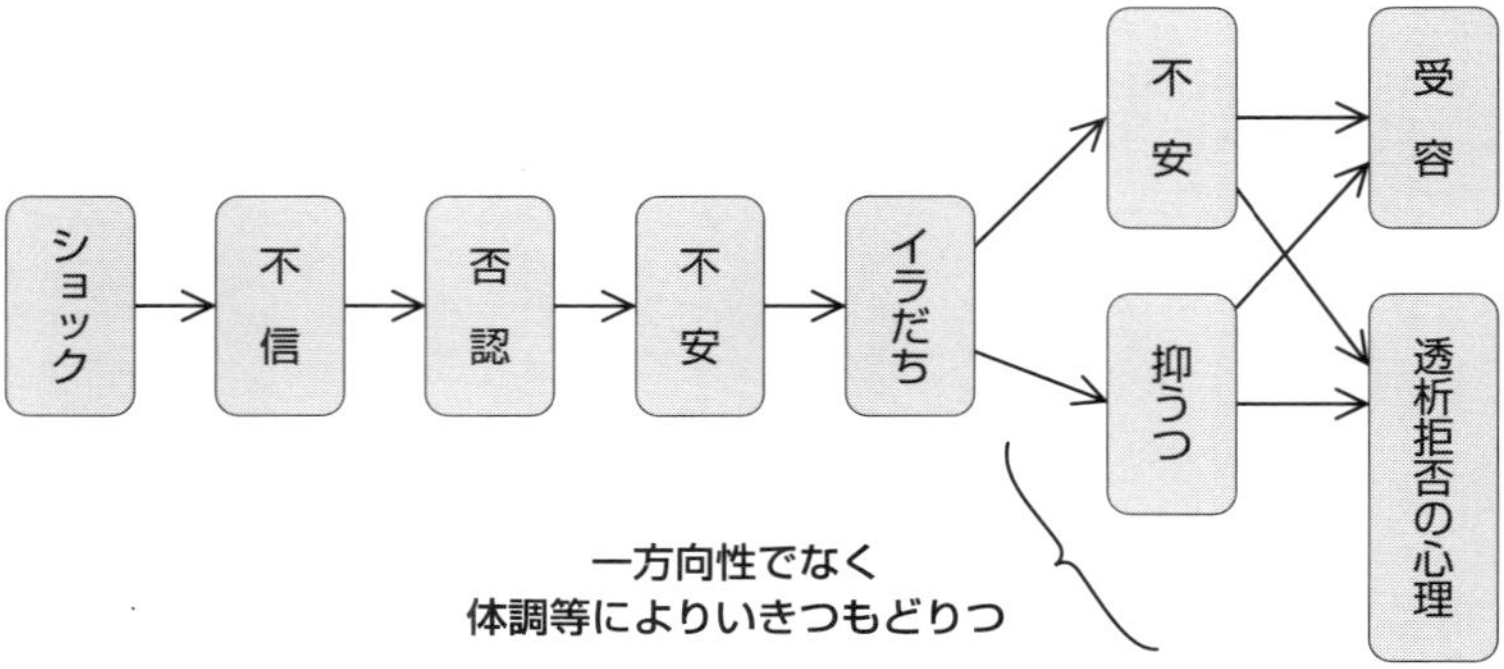

図2-1　透析患者のたどる心理的プロセス（文献13を著者改変）

れまでの自分であること、自分らしさを生きるために、個人レベル、家族レベル、社会レベル、地域レベルの自己を一時的ではあるにしろ喪失し、新しい病者としての生き方を求められていることへの反応としてとらえることもできます。

透析導入後、患者の正常な心理反応としては、病気に対する否定的な感情から主にうつうつした気分（抑うつ）と不安がみられることが多いですが、このような反応は透析初期に強く現れ、その後年数が経つにつれて軽減されるとする報告[1,2,16]と、透析年数が経つにつれて神経症的な傾向が増すなど心理的問題が増加するとの報告[22]があります。また春木[13]は、透析患者の心理的な特徴として、透析年数の経過に関わらず抑うつ、不安、透析拒否の心理を挙げており、透析期間と心理的問題の出現との関連には一定した見解は出ていません。

春木[13]は、透析患者の透析時期ごとの透析患者のこころと生活の適応プロセスについての研究[1,2,10]を概観し、現在の状況に合わせて修正して7相に分けています。第1相は、透析に入る前の尿毒症の時期、第2相は、透析導入期（1～4週間）、第3相は、回復-安定期（1～3カ月）、第4相は、中間期（4～12カ月）、第5相は、社会適応期（1～3年）、第6相は、再調整期（3～15年）、第7相は、長期透析期（15年以降）の7相に分けており、透析歴によって透析患者の抱える身体面、心理社会面の問題は大きく異なり、適応もそれぞれの時期に個別の、特有の問題を有することを指摘しています。さらに、春木は、透析患者特有の心理的プロセス（図2-1を参照）を明らかにしていますが、そのプロセスは双方向性であり、透析患者の身に起こってくる「今、ここで」の問題にどう対処していくかが重要であると考えられています。

6　コミュニティとしての透析医療の場とこころ

維持透析患者は、週3回、外来にて透析治療を受けます。透析治療は、病院でもクリニックでも透析器械とベッドが縦横に整然と立ち並んでいる場所で、30名前後に対し同時に集団で行われます。病院やクリニックごとに患者会があり、ほぼ全員が入会し、都道府県単位、全国単位の患者会にも参加することがあります。透析室では、毎回、透析治療の開始前に、体重、血圧を測定し、体調に合わせ決まった手順に基づいて、医療従事者が透析の時間や水分調整の割合を決めます。このとき、透析日までの患者の生活の様子、つまり、水分摂取、食事制限が守られているかが明らかにされます。これを緊張のひと時としてとらえる患者や、土日の２日間空いて透析日を迎える場合、１日目に食べすぎたら透析前日は24時間絶食して透析時間を迎える患者もいます。医療従事者は、透析患者は日常の制限を守り、適切な治療を受けるものだと思っており、一方の透析患者自身は、自分の人生を歩んでいるという立場から透析治療の時間的拘束を生活にどのように位置づけるかで、双方に大きな食い違いが存在する場合もあります。もちろん、維持透析患者の中には、医療従事者の指示や管理をしっかり守って自分にも厳しくされている方も多くいます。それでも時間の経過が長期になればなるほど、透析患者に特有の合併症が引き起こされ、どうしてこんなにまじめに自己管理をしてきたのに、医療従事者の言うとおりにしてきたのに、どうして自分がこんな目に遭うことになったのかと、再度、喪失体験をされる方もいます。そんなとき、患者会の先輩透析患者が強い味方やサポート源になることがあります。看護師や技師など、医療従事者との関係がサポート源になることもあります。それは、週3回、同じ顔触れの患者仲間や医療従事者と出会い、生活も知られている関係として透析室がひとつのコミュニティを形成しているからなのです。

透析室でコミュニティを形成するのは、患者本人、医師、看護師、技師、そして他の患者たちです。家族、薬剤師、ソーシャルワーカー、ヘルパーが加わることもあります。10年前はあまりみかけなかった心理士の存在も最近では増えてきています。維持透析患者のこころとその援助を考える際には、透析室を医療的なコミュニティの場として見立て、透析患者に関わるコミュニティメンバーをうまく活用していくことも重要になります。

現在の高度医療の発展により、透析患者は、社会復帰、結婚、出産も可能となり、２０１３年末の日本透析医学会の調査では、最長で透析歴45年を超える患者さんがいることが示されています。維持透析が長期になり、透析医療も高齢化時代とともに、長期透析、糖尿病からの透析、高齢者の透析導入の是非も含め、介護や倫理的な問題も関わる、医療だけでない多様な問題を抱えた領域となっています。透析医療では、患者本人への対応が中心となり、家族があまり見えてこないですが、介護が必要になったり、食事制限等がうまくいかなったりした場合は、家族の協力（送迎も含め）が必須になります。家族への支援はこれからの課題です。

心理学は、これまで多くの人のこころを解明して貢献してきました。透析医療における心理学の役割は、患者本人の力（人柄、能力）を知り、引き出し、周囲につなぎ、周囲の理解とサポートを引き出し、患者本人とコミュニティにつなぎ、チーム医療へ貢献することを基盤としながら、患者のより良い透析ライフを援助することにあると考えます。

7 透析患者のこころの理解の新たなる視点

維持透析患者は、病気や透析治療を抱えて生きていくために、現実生活においては透析に固有のさまざまなストレスと向き合い、病気や治療の衝撃によって、いままで培ってきた自分自身を失う体験をしています。そうした中でも、彼らは、病気や透析と折り合いをつけながら、多忙な日常において自ら主体的・能動的に生活をする努力や工夫を行っています。そのこと自体は透析患者自身が明確に意識することはないようです。透析に固有のストレスが、患者自身にはどうにもできない、コントロールできないものであるがゆえに、なにげないように見える日常でのちょっとした患者の主体的な工夫は、無意識かつ、よりよく生きていくための必死な努力の姿であることが考えられます。こうした見えない努力は、透析導入期によくみられるこころの働きです。しかし、維持透析期においても透析歴に関係なく、体重増加による透析での老廃物除去の不良、シャント・トラブルなどによる透析不良の状況、風邪や合併症の発症など日常的な身体的不調によっても、維持透析患者のこころは揺れ、不安定になったこころを安定させるために必死の努力をするのです。

維持透析患者は、透析固有のストレスに向き合い、それでも自らを鼓舞し、生きる力を湧かせて現実生活を営んでいます。つまり、彼らは厳しい現状の中でも、自分の生きる力を肯定し、自分らしさを取り戻すような体験を自ら生み出そうとする努力をし続けているのです。私は、透析患者にとっての必死の努力が病気や透析治療を生活の一部に組み込み、主体的・能動的に生活を営む力だと考えています。疾患マネジメントプログラムや認知行動療法による腎不全患者へのアプローチにおいては、病気や透析を肯定的に受け止め、現実生活を主体的、能動的、積極的に生きていく援助を行い、その効果が実証されています[19]。こうしたプログラムや通常のカウンセリングが、維持透析患者の心理をとらえ、彼らのこころ（生き様も含め）を理解し、適切な援助となるには、看護師や技師をはじめとするチーム医療メンバーと患者のこころが反映された生き様を共有し、それぞれの役割を活かした全人的ケアを目指すことが重要です。

また、維持透析患者の生活に新しい活動を取り入れるプログラムを適用するには、患者自身が心理的な問題あるいは課題を自覚し、援助を受けることに対してニーズが明確であり、自発的、能動的に参加する能力をもつことが重要な条件となります。つまり、多くの維持透析患者は、すでに透析治療により時間的に拘束されるだけでなく、生活上での制限を守ることも求められており、さらに他者から与えられた活動を生活の中に受け入れ、位置づけるこころの余裕はないのです。彼らは、透析を拒否したい心理をもちながらも、日常生活に新たな透析治療を組み込むことに邁進しているのです。彼らの中には「与えられた命」「生かされた命」の意味を見出し、患者会の活動やその他のボランティア活動にエネルギーを注がれるような、前向きでエネルギッシュな方もいます。同時に、現状の生活に懸命で、新しい活動を生活上に取り入れることに対して後ろ向きな方が多いことも、あわせて知っておくことが大切です。前向きな方も後ろ向きな方も含めて、多くの維持透析患者が口をそろえて言うのは、「透析治療が終わったら、1分でも早く病院・クリニックを出たい」という言葉です。そうした彼らに心理援助を新しく適用するためには、彼らの負担感の少ない、あるいは彼らの求めているものや、意欲を聞き出し、彼らの主体感、能動感を引き出す、あるいは育むために、ひとつ、ふたつの工夫を見出せることが必要であると思います。

人は、そもそも自分で自分を癒す能力をもっており、それを自己治癒力といいます。私は、透析患者の日常的な必死の努力に注目し、彼らが日常的に自らを鼓舞し、自分のからだやこころを少しでもよりよくしようとする努力を、自分で自分を癒すこころの活動（自己治癒活動）として位置づけました。透析患者の自己治癒活動は、透析時期に関係なく全ての患者に共通するこころの活動として考えることができます。そう考えることで、前向きな透析患者は、今は自己治癒活動が活発だなとか、後向きな透析患者は、自己治癒活動がゆるやかになったり、動きにくくなっているのかなと理解できるようになります。この透析患者のこころを理解する新しい視点によって、心理的な問題を抱えていない維持透析患者も含めてこころの理解ができるようになり、彼らが病気や透析を引き受け、自己に組み込んだ生き方ができるような援助の工夫がしやすくなりました。

維持透析患者のこころを知り、こころの援助をしていくためには、彼らの日常的な思いを知り、日常生活に透析治療を組み込むための継続的な努力や工夫を聞き出し、あるいは引き出し、医療従事者や患者会など患者本人にとってのサポート源につなぎ、チーム全体での心理支援を行うことが必要なのではないでしょうか。

以上、本章では、腎臓の仕組みから透析医療の現状、維持透析患者の生活を概説し、透析医療における維持透析患者のこころと援助について述べました。読者の皆さまが、維持透析患者の実態に少しでも関心を抱いてくださり、彼らのこころのあり様、そしてこころの援助の可能性を感じていただければ幸いです。

第3章 筋ジストロフィーの人のこころと援助

【井村 修】

1 はじめに

「ひこうき雲」と筋ジストロフィー

「ひこうき雲」という歌をご存知ですか。アニメ映画『風立ちぬ』の主題歌です。

白い坂道が　空まで続いていた
ゆらゆらかげろうが　あの子を包む
誰も気づかず　ただひとり

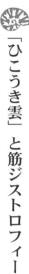

あの子は　昇っていく
何もおそれない　そして舞い上がる
空に憧れて　空を　かけてゆく
あの子の命は　ひこうき雲*

（作詞・作曲　荒井由実）

なんだか悲しい歌ですね。映画の影響で戦争の歌と思っている人もいるかもしれません。私もそうかなと思っていました。しかし、あのおしゃれな荒井（松任谷）由実[注1]と戦争は、私の気持ちの中でどうしても結びつきませんでした。若者の死をテーマとした歌とはわかりますが、どうして荒井由実はこの歌をつくったのだろう。そういう疑問を私はずっともっていました。それで調べようと思いました。いろいろ当たっていくうちに、荒井由実の小学生時代の同級生が筋ジストロフィーで、彼の死をきっかけにつくった歌だとわかりました。その子は高校1年生のときに亡くなりました[9]。

「筋ジストロフィー」とは体の筋肉がだんだん弱くなっていく病気です。いくつもの病型がありますが、最も症状の進行が早く、若くて亡くなっていたのは「デュシェンヌ型」というタイプです。以前は18歳から20歳ぐらいで亡くなっていました。しかし医療技術の進歩で40歳や50歳まで生きることができるようになりました。筋ジストロフィーという病気は、デュシェンヌ型以外にも、ベッカー型、エメリー・ドレフュス型や肢帯型など、病気の原因の違いで異なるタイプがあります。そして症状や病気の進行のスピードが異なります[10]。本章では、デュシェンヌ型の患者さんについて、おもに取り上げます。

（注1）「ひこうき雲」を作詞・作曲したときの名前は「荒井由実」。

デュシェンヌ型筋ジストロフィーとは

フランス人のデュシェンヌが1860年代に筋ジストロフィーの研究を行いました[1]。これは彼の名前にちなんだ病名です。当初は、筋肉の栄養状態が悪く、そのため筋の萎縮が起きると考えられていました。その後、筋の細胞膜に異常があり、筋肉が壊れやすいことがわかりました。そして1986年に、ある遺伝子がデュシェンヌ型筋ジストロフィー（以下、特別な場合を除き「筋ジストロフィー」と記載します）を引き起こすことが発見され、1987年にクンケルによって、その産物であるこの細胞質たんぱく質が同定されました。そのたんぱく質は「ジストロフィン」と呼ばれています。

ジストロフィンの遺伝子は、23番染色体のX染色体の中にあります。性を決定する遺伝子を含んだこの性染色体は、男性がXY、女性がXXです。そのため、男性の場合、ジストロフィン遺伝子の異常があると発病することになります。女性の場合、片方のX染色体のジストロフィン遺伝子が異常でも、もう一方のX染色体が正常なら発病しません。男児の3500人にひとりの割合で、筋ジストロフィーが発症します。自閉症スペクトラム障害の病気にかかる確率は約100人にひとりですから、それに比べると低いですが、決してまれな病気ではありません。荒井由実のように学校にひとりいたとか、電車の中や街角で車いすの彼らを見かけることもあるでしょう。

筋ジストロフィーという病気は進行します。幼児のころはあまり目立ちませんが、小学校の低学年では転びやすくなり、年齢が進むにつれ歩行が難しくなります。中学生や高校生になると、電動車いすを使う方がほとんどです。彼らは電動車いすを巧みに操作します。日常の移動だけでなく、体育の時間も車いすホッケーなどの運動やゲームをします。20歳を過ぎるころから呼吸が難しくなる人がいます。最近では、さまざまな人工呼吸器が開発され、呼吸の問題で若くして亡くなる方は少なくなってきました。「ひこうき雲」の時代とは、平均余命がずいぶん違ってきました。

2 筋ジストロフィー患者の心理とこころのサポート

筋ジストロフィーの研究を始めたきっかけ

私は、筋ジストロフィーという病名を聞いたことはあっても、どのような病気なのかはまったく知りませんでした。まして、自分が筋ジストロフィーの研究に、深く関与することになるとは思ってもみませんでした。それが今から12年ほど前、当時、国立病院機構刀根山病院の院長だった、神野進先生より電話をいただき、研究に協力することになりました。「筋ジストロフィーの患者さんは以前より長く生きられるようになった。しかし、それは長期間の療養生活を意味し、心理的にさまざまな問題が生じる。医学だけでは解決できない問題も多く、ぜひ協力していただきたい」というのが、協力を依頼された理由でした。当時、神野先生は、厚生労働省の筋ジストロフィー研究班の責任者でもありました。

しかしながら私は、筋ジストロフィーについてはまったくの素人、まずどのような生活やどのような思いでいるのかを知るため、患者さんの闘病記やエッセイ、彼らを取り巻く家族やボランティアの手記を読むことから始めました。その中でも、鹿野靖明氏(注2)の療養生活の記録『こんな夜更けにバナナかよ』(15)は、インパクトのあ

(注2)　鹿野さんはデュシェンヌ型筋ジストロフィーでした。

るドキュメンタリーでした。真夜中、鹿野さんがあるボランティアの方に「バナナが食べたい」と言われ、ボランティアの方は最初腹が立ったのですが、2回目に頼まれたとき、この人の言うことだったらなんでも聞こうという気持ちになったのです。鹿野さんは多くのボランティアのサポートをもらいながら、それらの人々の生き方に影響を与えたのです。

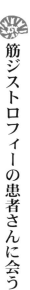

筋ジストロフィーの患者さんに会う

筋ジストロフィーの患者さんのこころの問題を考え、支援を行っていくには、患者さんに会わないことには始まりません。筋ジストロフィーの患者さんが治療を受け、療養生活を送る病院が、全国に27施設あります。いずれも国立病院機構の病院です。もちろん大学病院などでも診療は受けられますが、成人後、長い期間にわたり療養する病院は、これらの国立病院機構の施設です。われわれ「大阪大学の筋ジストロフィー研究グループ」――と言っても、私と私の研究室の大学院生のことですが――の研究フィールドは刀根山病院で、患者さんやそのご家族に協力をいただきました。筋ジストロフィーの患者さんが入院している病棟を、通称「筋ジス病棟」と呼びます(注3)（以下「筋ジス病棟」とします）。

大学院生と一緒に刀根山病院の筋ジス病棟へ行きました。患者さんにお会いして、療養生活のこと、楽しみにしていること、要望や改善してほしいことなどをテーマとして、インタビューをすることになりました。筋ジス病棟は、私の知っている他の病棟とはずいぶん違った雰囲気でした。一部屋に6つのベッドが配置され、それぞれのベッドの周囲にテレビ、パソコン、日用品などがコンパクトに配置され、カーテンを閉めれば独立した空間、あたかも「わが家」のような感じです。それから、人工呼吸器を使用されている患者さんが多く、その作動する音が「シュウ、シュウ」とリズミカルに聞こえてくるのです。入院している患者さんの多くは、自力で移動できず、食事、入浴、排泄、寝返りまでも看護師や介護士の介助が必要です。かゆいところがあっても、自分ではかくことができず、ナースコールを押すことになります。

22名の患者さんにインタビューしました。[3] 20名がデュシェンヌ型の患者さんでした。患者さんの代表的な発言を紹介します。「話せる人がほしい」「話せないことがつらい」「思っていること、いろんなことをそのまま言える人がいたら」「外部の人と話したい」など、話し相手を求める気持ちが強いことが語られました。また、「毎日の生活でストレスがたまる」「スタッフとのコミュニケーションがうまくいかない」「看護師さんにはお世話になっているが、どこまでお願いできるのか」など療養生活での悩みが語られました。何人かは「他の患者が亡くなったのがつらい」「将来病気がどうなっていくのか不安」など病気に関する悩みを語りました。多くの患者さんにとって現在をどう生きるかがおもな関心事でした。また、楽しみに関しては「テレビやＤＶＤ」と回答する方が多く、余暇の過ごし方としては大きい割合でした。なかにはアマチュア無線でトークを楽しむ人や、ＪＲの時刻表を見ながら、鉄道で旅をしている自分を想像する患者さんもいました。以上のインタビューから、患者さんは、話し相手を求めていること、スタッフとの関係、特に身近な看護師さんとの関係が重要であること、病気の心配は抱えているが、普段はあまり意識しないことがわかりました。

次に、インタビューの協力者の中から、継続して面接を希望する患者さんを募集したところ、４人の患者さんが協力してくれました。面接の回数は８回から15回、面接時間は30分から１時間程度で、当時大学院生だった藤澤真莉さんが担当しました。患者さんが移動できないためベッドサイドでの面接です。患者さんたちはさまざまな話題を語りました。ここではその中で、インタビューのとき「イメージの中でＪＲの旅をする」と語ったＡさんを紹介します。

（注３）　障害者自立支援法により、正式には「療養介護病棟」と呼ばれるようになりました。

Aさんは20代後半の男性で、小学校の途中から病院に隣接する支援学校に通い、入院歴の長い患者さんです。約1年前に気管切開を行い、人工呼吸器を使用しています。「のみ込む力が弱くなって、最近は食べ物を口から摂ることがほとんどできなくなった」「グルメのほうだったから、けっこうつらい」と、食べる楽しみがなくなることのつらさを訴えました。しかし「誤嚥をすると肺炎になるので、口から食べられないのは仕方ないか」「ややこしく考えんようにしている」と合理的なあきらめを語りました。Aさんは電車が好きで「こんなのをつくった」と鉄道旅行の行程表を見せてくれました。その旅行は、関西の各線を一日中めぐり、夕方にはちょうど日本海に面した路線を通るように計画されていました。面接者が「きれいでしょうね、晴れて夕焼けが見られたら」と言うと、Aさんは「4時だから平日のダイヤ」と答えました。Aさんはイメージの中で鉄道旅行を楽しんでいるようでした。さらに「多額の医療費を使っているので、それだけの生き方をしなければいけない」とも語りました。そして「やはり、外の人と話をできるのはよかった。こんな機会はあまりないので」と締めくくりました。筋ジストロフィーの医療は着実に進歩しています。療養生活の期間も以前よりはるかに長くなっています。将来への不安は抱えていますが、今を大事にし、生きていることの意味を考えたり、社会貢献の可能性を模索したりする患者さんもいます。Aさんはグルメで料理好きなので料理番組が好きです。自分は口から食べられないが、おいしい流動食のレシピを考えネットで紹介したいと言っていました。

病気をどう説明するか——患者と家族を対象とした調査から

この病気の多くの子どもたちが、幼児期に筋ジストロフィーと診断されています。転びやすく、運動発達が遅れていると思って受診して診断されたり、別の病気で入院し検査を受けたところ、筋ジストロフィーが疑われ、精密検査を受け診断されたりする場合もあります。がんの告知（病名だけでなく、病気の進み具合や平均余命、治療の可能性の説明）は、以前は患者さん本人へは慎重だったようですが、医療技術の進歩で治療成績が向上し、最近では積極的に行われています。しかし筋ジストロフィーの場合、診断されるときは幼児期であることが多く、患児自身が病気を理解できないという問題があります。そこで、父親や母親が告知を受けることになります。病気の原因はわかっているものの、根本的な治療法は現在のところありません。将来体が不自由になることや、平均余命について説明を受けると、両親は悲嘆にくれ、抑うつ的になったり罪悪感にとらわれたりします。医師からの告知後「頭の中が真っ白になって、どこをどう通って家に戻ったかわからなかった」と語る母親もいました。また、子どもたちには、成長するにしたがい運動障害が出てきます。速く走れないから転びやすい、立ち上がりが難しくなるなど障害が進んできます。そして思春期以降、自分の病気について知りたくなるようです。

筋ジストロフィーの告知に関する研究は多くありません。その理由はいくつか考えられます。まず、根本的な治療法が現在のところないので、患児に告知しても絶望感や無力感を強めるだけで好ましい効果は得られない。また、年齢が低く理解力が乏しいので病気を適切に説明することが困難。遺伝カウンセリングを含め心理的サポートの必要性はあるが、そのための十分なスタッフの配置がなされていないため、現状としては困難、などが挙げられます。しかし、告知の問題は、患者さん本人にとって重要であることは言うに及びませんが、家族にとっても重い課題であり、直面しないといけない問題です。そこで、われわれは告知について実態を調査しました[12]。

13名の患者さん（1名がメロシン欠損型先天性筋ジストロフィーで、他はデュシェンヌ型）とその家族8名の方に協力をいただきました[注4]。患者さんの年齢は18～46歳で、平均年齢は32歳でした。入院期間は29年～2カ

（注4）　この調査では13名の患者さんに協力いただきました。そのうち1組のきょうだい患者さんがいました。家族は8名の方に協力いただきました。1組がきょうだいだったので、親の病気説明では9名が告知の対象者となっています。

月と幅がありました。「誰から病気の説明を聞いたか（複数回答可）」の質問に、「医師から（8名）」「母親を含む両親（4名）」「医師と両親（2名）」「周囲の患者さんを見て（4名）」「テレビを見て（1名）」「覚えていない（1名）」でした。「どのような説明を受けたか」という質問に対しては、医師からは「筋肉が弱って歩けなくなる」や「筋肉に異常があって、歩くのが遅かったり、転んだりする」、両親からは「将来歩けなくなったら車いす生活になる」などでした。また、周囲の患者さんからは「入院したときに同じ病気の患者さんから教えてもらった」でした。将来の気管切開や平均余命についての説明は、最初に告知されたときには受けていなかったようでした。「望ましい告知の在り方はどのようなものと考えるか」という質問には、「本当のことをはっきり言ったほうがいい」「最初にわかった段階で、親や病院の先生が説明しておくのがよい。説明されていないと疑問に思っても聞きにくい」「伝えるタイミングを逃したらダメ。（病気に対して）自覚がはっきりしたときに伝えるのがよい」「それぞれの家庭の状態によるし、患者さんの心理状態にもよるが、ある程度理解できるときに告知をするのがよい」「病気を知りたいかどうかによる」というような回答でした。

次に家族へのインタビューの結果を示します[11]。8名のうち3名で、きょうだいに筋ジストロフィーの患者さんがいました。協力者の1名が父親で、7名は母親でした。「どのように病気を説明したか」という質問には、「周囲から自然に（4名）」「親から（3名）」「医師から（2名）」でした。家族の考える望ましい告知は、「周囲の様子から自然と受け入れるのがよい」「急に言うのはよくない」という慎重な態度の回答と、「自然にわかってくるが医師から説明してもらう」「黙っていてもわかってくるので親から説明する」という積極的な態度が半々でした。以上の調査から、家族より患者さんのほうが、病気の説明を受けたいと望んでいることがわかりました。しかしながら、この調査はすでに告知を受け、病名や治療法、ある程度の平均余命についても理解をもっている患者さんが対象でした。

近藤ら[8]による、入院中の筋ジストロフィー患者15名（13〜18歳）を対象とした、告知についての研究では「病名を知っている（93％）」、情報源は「同級生など（51％）」「保護者（21％）」「医師（21％）」「兄弟（14％）」でした。さらに病気について知りたいか尋ねると「はい（92％）」、詳しく知りたいか聞いたところ「はい（8％）」でした。思春期から青年期にかけての患者さんは、病名は知っているので、病気については知りたいが、詳しくは知りたくないようです。この時期の患者さんは、病気について「知りたい気持ち」と「知りたくない気持ち」の両方があり、アンビバレントな状態にあることがわかります。このような彼らの揺れる気持ちに配慮しながらの、告知の在り方が望まれるのでしょう。

病気をどう説明するか――医師を対象とした調査から

病気の説明で重要な役割を果たすのは医師です。医師は、病気について家族へ説明するだけでなく、患児に対しても適切な時期に説明することが求められます。医師は、病気に対する家族の受け入れ状況や告知への態度、患児の年齢や理解力などを考慮し病気の説明を行います。そこでわれわれは、筋ジストロフィーを診療した経験のある小児科医や神経内科医を対象に、告知に関する調査を行いました[2]。この研究は日本小児神経学会の協力を得て実施されました。1022名の専門医に告知に関するアンケートを郵送し、311名の回答を得ました。そして有効な回答の284名分のデータを分析しました。回答者の年齢は35～86歳（平均年齢50・8歳）で、筋ジストロフィーの診療経験年数は1～55年（平均13・7年）でした。この調査では次のような仮想の事例を用いました。

【仮想の事例】

患児は1歳半のときにデュシェンヌ型筋ジストロフィーと診断を受けた。小学4年時より、立ち上がりや歩行が難しくなったことから車椅子を使用。現在は年2回程度で数年通院している。患児は現在小学校5年生、11歳で、明らかな精神遅滞はない。母親の話によると、学校で「生きることについて考える授業をした」ので、それをきっかけに、患児は漠然と将来のことも考えており、自身の病気をもっと知りたいと希望している。筋肉の病気であり、日常生活で注意が必要なことは説明されているが、将来や予後については話しておらず、家でもそういった話はしてこなかった。母親自身どのように説明してよいのかわからず、医師に相談をもちかけた。

この事例は実際のものではありませんが、筋ジストロフィーの子どもをいつも診察している神経内科医と相談し、作成しました。医師への質問は「このような場合、母親にはどのようにアドバイス・対応しますか。できるだけ具体的にお書きください」、また「患児にはどのようにアドバイス・対応しますか。できるだけ具体的にお書きください」というものでした。

患児へ病気を説明することに積極的な医師は70％でした。30％の医師は説明には慎重でした。母親へのアドバイスとして代表的なものを次に挙げます。「母親へ疾患の客観的な事実を伝える。そしてまた、家族が常に援助し、できるだけ経験を広げられるよう配慮することを本人に伝えてもらう」「子どもが知りたがっているのであれば、できるだけ真実を述べて、今後のことを一緒に考えるように母親をサポート」「いつかはきちんと説明すべきことであり、児が知りたいと言うのでよい時期かもしれない。しかし重大なことなので、児にどれだけ受け止める力があるか、父親はどう考えているかも考慮しないといけない」「11歳という年齢を考えると、病気を具体的に説明するのは思春期以降まで待ったほうがいい。身体が思うようにならないのはつらいが、人間の精神世界というのは無限である。心の発達・成長、心の豊かさといったものに目を向けていく」「基本的に真実でないことを言わない。授業を受けても、生きることと死を、深く理解できているとは考えられない。今後も死生観の成熟に合わせて，理解できる範囲で説明を」などでした。病気の説明を行う際に，医師は家族関係，患児の理解力，治療の可能性や希望，周囲のサポートなどさまざまな要因に配慮していることがわかります。患児への説明に関しては，「病状を説明する」と回答した医師が56・3％，「病気の経過・予後まで伝える」は40・1％，「現在対応することが可能な医療について説明する」が17・6％でした。一方「病名や病気については伝えない」と回答した医師は7・3％でした。

患児の年齢や理解力に配慮しながらも，病気の説明を行いたいと考えている医師が多いようです。しかし，患児に与える精神的なストレスの重大さを懸念して，できるだけ病気の説明を行わないとする医師もいます。「病気の根本的な治療法が確立すれば，病気の説明も容易になるだろう」と語る医師もいます。また，今回の調査で，「臨床心理士やソーシャルワーカーの援助をもっと得られるように」と希望する医師が80％を超えていました。しかし，筋ジス病棟をもつ国立病院のうち，臨床心理士が勤務している病院は約半数です。そのうち半数では臨床心理士は非常勤でした。告知時から，家族や患児を心理的にサポートしたいと考えている臨床心理士はいますが，主要な業務としては位置づけられていないのが現状です。今後の整備が望まれます。

ケースカンファレンス

筋ジストロフィーの患者さんの心理をもっと理解したいと考え，多職種によるケースカンファレンスを開催することにしました。筋ジス病棟をもつ病院では，医師や看護師だけでなく，臨床工学技士，理学療法士，栄養士，介護士，保育士や児童指導員，心理療法士(注5)とさまざまな専門職が勤務しています。それは，筋ジス病棟

(注5)　国立病院機構の職名。臨床心理士の有資格者が多いです。

が治療の場だけではなく、療養の場であり、生活の場でもあるため、いろいろな専門職を必要とするからです。その中でも、看護師は患者さんの最も近くにいて、身体的なケアはもちろんのこと、悩みごとの相談に乗ることもあるようです。また、医療的な配慮から患者さんの生活を制限しなければならない場合もあり、その対応に看護師が苦慮することもあります。そこで、看護師が支援する際に困難を抱えているケースを提示し、医師、看護師、保育士、児童指導員、心理療法士、臨床心理専攻の大学院生と私が、定期的に集まり討議する機会をつくりました。あるケースカンファレンスの様子を次に紹介します。[5]

【事　例】Bさん、40代前半、男性

高校に入学したころに入院、20代前半で気管切開。皮膚症状に強くこだわる。主治医は「不安を常に表明する人。ためるタイプではない。痰の訴えが多く、呼吸器の設定にこだわるが、少し調整すると満足する。要求やこだわりが多い人」と説明しました。看護師からは「命令口調なので苦手」「新人看護師は無理な要求を断れず苦労する」「ベテラン看護師にはそのような対応はしない」という話題が出て、「相手により態度を変えているのだろう」という話になりました。またそれは「Bさんの大人の部分」ではないかとの意見が医師から出されました。「そういえばBさんは『新人看護師を一人前にしないと……』と言っていた」と別の看護師が語りました。心理療法士が「Bさんを囲む会を中学時代の同級生がやっている」と回想し、児童指導員が「お母さんがその会の案内を出していた」と指摘しました。医師から「自己主張は強いが、筋が通っているのがBさんの魅力」という意見が出ました。また、看護師から「ストレートな人という印象」「難しい人と感じていたが、真剣に生きている人だと思った」という語りがみられました。

このケースカンファレンスでは、「問題をもつBさん」→「リフレイミング」→「魅力のあるBさん」→「新たな関係の模索」と変化しました。多職種でケースカンファレンスをすることは，立体的に患者さんを理解するのに役立ちます。関係の多面性に気づき，リフレイミングが起き，ネガティブな印象がポジティブに変化する様子がよくわかります。新たな関わり方のヒントを得ることができます。「話せてよかった」と語る看護師が多いようです。

3　筋ジストロフィーの脳障害とこころの問題

筋ジストロフィーは筋肉の病気なのに，なぜ脳（中枢神経）の障害が問題になるのでしょうか。独立行政法人国立精神・神経医療研究センターの研究グループが，『デュシェンヌ型筋ジストロフィーのお子さんを持つ家族のためのガイド』を出版しています。[13]その第10章に次のような説明があります。

> デュシェンヌ型筋ジストロフィー（以下「ＤＭＤ」）患者さんは，行動面の問題や学習障がいといった心理社会的な問題を抱えるリスクの高いことがあり，治療を行う際は，心理社会的な幸せのための支援が不可欠です…（中略）…（例えば，身体的な制限）は，社会での孤立，引きこもり，社会活動への参加の減少などをもたらすことがあります。多くの親は，お子さんの心理社会的な問題と，その問題を認識して適切に対処するうえでの困難とによるストレスの方が，ＤＭＤによる身体状況からのストレスよりも強いと感じています。

筋ジストロフィーの患者さんには，対人関係やコミュニケーションが苦手な方がいます。また，知能指数（ＩＱ）の成績の平均が80程度で，言語性ＩＱが動作性ＩＱより低いことが知られています。運動に障害があるので、当然動作性ＩＱが低くなると想定されますが、実は言語機能のほうが相対的に低下しているのです。このような認知機能や対人関係の問題は、彼らの社会経験の乏しさや制限された生活のためと考えられてきました。しかし最近の研究では、ジストロフィンたんぱく質は、筋肉だけでなく脳（中枢神経系）にもあることがわかってきました。現在では、療養環境の問題だけではなく、脳の神経発達も知的障害やソーシャルスキルの問題と関係があると考えられています。もちろん、すべての筋ジストロフィーの患者さんに、脳の障害があるわけではありません。知的に優れている患者さんもいますし、きょうだいの患者さんで知的障害の有無が一致しない場合もあります。ジストロフィンたんぱく質の異常は、脳の障害の原因のひとつにはなるようですが、環境などの影響も受けて、彼らの心理的・社会的な問題が生じるようです。

以前は、呼吸不全や心不全をいかに防止し、平均余命を伸ばすかが医療の目標でした。この重要性は今も変わりませんが、生きられる時間が長くなった分、どのように生きるかがいっそう大事になってきました。彼らの知的能力の特徴やコミュニケーションの特徴に配慮しながら、より生活しやすい環境を整えるだけでなく、高められる能力やその方法を検討することもこれからの課題です。

4　筋ジストロフィーのＱＯＬを測定する

前節の話題とも重なりますが、病気が治癒しうるもので、病気から快復したのちに以前と同じ生活ができれば問題は少ないでしょう。しかし、筋ジストロフィーのように慢性的で、しかも進行していく病気では、病気の治療を受けながら、ＱＯＬを維持していくことが必要です。ＱＯＬは Quality of Life の略で、「生活の質」と訳します。一般的には、心身が健康で充実した生活を送っていれば、ＱＯＬが高いといえるでしょう。ＱＯＬは体重や身長のように簡単に測定できません。体重や身長は目で見ることができます。体重計や身長計で数量化できます。しかしＱＯＬは他者からの観察だけでは明らかにできません。それは患者さんの主観的な体験と関連が深いからです。心理学は主観的な体験を測定する緻密な方法を開発してきました。これは心理学の最も得意な分野かもしれません。ここではいくつかのＱＯＬ尺度を紹介し、その特徴を解説します。

筋ジストロフィーの生活の質を測るＭＤＱｏＬ‐60

川井ら[6]によって開発された、筋ジストロフィー患者を対象としたＱＯＬ尺度です。「体のどこかに痛みやしびれが」というような質問項目に「ある」から「ない」まで５段階評定を行います。下位項目は、「心理的安定」から「排便」まで14の生活領域にわたり、患者さんの多様なＱＯＬの側面を測ることができます。質問項目数は60とやや多めですが、文章が短く回答しやすい尺度です。筋ジストロフィーのさまざまな病型だけでなく、他の神経・筋疾患でも適用することができると思われます。

筋ジストロフィーの生活の質を測るＩＮＱｏＬ

ビンセントら[14]によって開発され、藤野らによって翻訳された神経・筋疾患を対象としたＱＯＬ尺度です。筋力の低下や痛みなどの症状に関する質問項目、日常生活の支障や対人関係などの生活面に関する質問項目、治療に関する質問項目の三つのセクションからなります。ＩＮＱｏＬの最大の特徴は、症状の重症度の評価と、症状のＱＯＬ領域への影響の評価を分離させた点にあります。これにより、ＱＯＬの変化が現実の病状によるのか、それとも主観的な障害度の変化によるのか、識別することができるようになりました。オランダ語版、セルビア語版などの翻訳があり、ヨーロッパ諸国を中心に使用されています。

筋強直性ジストロフィーの生活の質を測るＭＤＨＩ

ヒートホールらによって開発され、高橋を中心として日本語版が作成されているＱＯＬ尺度です。ＭＤＨＩは筋強直性ジストロフィー（デュシェンヌ型とは別の筋ジストロフィー）に特化したＱＯＬ尺度です。評価内容は、「症状」「運動機能」「社会機能」「身体機能」「精神機能」に関連したものです。質問は比較的シンプルで短時間に実施することができます。筋強直性ジストロフィーに特有の症状に関する質問項目が含まれています。そのため、他の疾患の結果との比較はできません。

このようなＱＯＬ尺度を開発するのには二つの意義があります。第一は、新しい治療薬や治療法が開発されたとき、その効果を評価するには医学的なデータだけでなく、患者さんの主観的なデータ、つまりＱＯＬの評価も重要な指標となります。第二は、ＱＯＬを評価することによって、患者さんたちが何を望んでいるかが明らかになり、どのような援助を計画すればよいかわかってきます。ＱＯＬを定期的に測定し、患者さんのＱＯＬが向上、維持できるようになることが望まれます。

5　希望をもつこと

この本は専門家だけでなく、患者さんやご家族も読まれることがあるでしょう。長期にわたる療養生活は、患者さんだけでなく、ご家族にとっても心身ともに負担が大きいと思います。しかし、本章でお伝えしたいことは、希望を失わずに毎日を過ごしていただきたいということです。筋ジストロフィーの根本的な治療法は、残念ながらまだ完成されていません。しかしながら、病気の原因となる遺伝子の問題が明らかになり、ｉＰＳ

細胞による遺伝子治療の研究も推し進められています。また、問題となっている遺伝子のセットを飛ばして、より症状の軽い筋ジストロフィーに変える、エクソン・スキッピングという治療法も開発されてきています。犬による動物実験では、歩行が困難な筋ジストロフィー犬（遺伝子操作で筋ジストロフィーを発病した犬）[7]が、治療後にはしっかり歩けるようになっています。ヒトを対象と治験が始まっています。今から70年ほど前までは、結核は不治の病と言われていました。しかし、抗生物質の開発により不治の病ではなくなりました。また、ＨＩＶも治癒が困難と恐れられていましたが、早期に診断され適切な治療を受ければ、健康な生活を長く続けることができます。幸いなことに、筋ジストロフィーの進行は、他の病気と比べゆっくりしています。したがって、現在の健康状態を維持していれば、画期的な治療法が開発される可能性があります。将来、筋ジストロフィーの診断と同時に遺伝子治療が開始され、運動機能低下の症状が現れないままに、通常の生活が送れるようになるかもしれません。また、たとえ症状が現れていても、その症状を軽減させる治療法（エクソン・スキッピングのような）が開発される可能性もあります。そうなると、本章のような「筋ジストロフィーの人のこころと援助」の問題[注6]はなくなると思われます。また、私は、ぜひそうなってほしいと願っています。そして、筋ジストロフィーのこれまでの心理学的な研究や支援法の成果は、他の難病のこころの理解や支援に活かされていくと信じています。

（注6）現状での筋ジストロフィーにおける心理支援としては、①告知時の心理的サポート、②患者さんが対象の個人や集団のカウンセリング、③認知機能やパーソナリティーの心理的アセスメント、④医療スタッフのコンサルテーションなどがあります。しかし、①の実践は少なくこれからの業務と考えられます。

推薦図書

河原仁志編著（二〇〇一）『筋ジストロフィーってなあに？』診断と治療社

筋ジストロフィーの原因、病気の進行の状態、治療方法、心理社会的な問題について、医師や臨床心理士などがわかりやすく解説した本です。患者さんの描いたイラストが多く用いられていて、ご家族だけでなく中学生ぐらいの患児であれば理解できます。本書の特徴は、病気自体の説明の分量は少なく、病気との付き合い方や生活のあり方に関する割合が多いことです。説明が具体的で、ご家族には参考になる部分が多く、希望と勇気を与えてくれる良書です。

謝　辞

これらの一連の筋ジストロフィーに関する心理学的研究を行えたのは、患者さん、ご家族の方々、医療関係者の協力があったからです。感謝申し上げます。また次の共同研究者に支えられて実施することができました。氏名のみ掲載いたします。神野進、藤村晴俊、松村剛、齊藤利雄、大野真紀子（以上国立病院機構刀根山病院）、谷口弘惠、成田慶一、良原誠崇、良原果林、東井申雄、原三恵、田中佳織、高田紗英子、藤澤真莉、川崎康、柴田早紀、須山未菜、岩田優子、中野恵里、藤野陽生、酒見惇子、結城奈穂、船越愛絵、前田直子、上野紘子、阪上由衣、新垣ほのか、宮本真衣、岡大樹、野村栄太、渡邊光太郎（以上大阪大学人間科学研究科）。

第4章 エイズになることとその援助

【井村弘子】

1 はじめに

「エイズ」という病名を聞いたとき、私たちの心の中には、どのようなイメージや考えが湧き起こるでしょうか。以前、私が高校生に尋ねてみたところ、「怖い病気」「うつる病」「人前ではちょっと病名を言いづらい」「健康な自分とはあまり関係ない」というような声が上がりました。

1981年に新しい病気として登場したエイズは、瞬く間に世界中に広がりました。それから35年以上経ち、治療薬の進歩によって、エイズはコントロールできる病気になりました。とはいえ、完全に治す方法が見つかっていない現在では、いったんエイズにかかると、この病気と一生付き合っていかなければなりません。また、エイズは誰にでも起こりうる病でありながら、社会的な差別や偏見の問題と深く関わっています。

この章では、エイズという病の特徴を取り上げ、この病気を克服しようとしている人たちの生き方をカウンセリング場面の様子でご紹介します。そして、エイズという病を通して、私たちが抱きやすい偏見を見つめ直し、身近で大切な人たちを守り支えていく方法について考えてみたいと思います。

2 エイズという病

エイズについての基礎知識

エイズ（ＡＩＤＳ）はＨＩＶ（ヒト免疫不全ウイルス：Human Immunodeficiency Virus）に感染することによって発症する病気のことを指します。人の身体をさまざまな細菌やウイルスから守る働きを「免疫」と呼びますが、ＨＩＶは免疫のしくみの中心であるリンパ球に感染し、免疫系を徐々に破壊するウイルスなのです。ＨＩＶに感染すると免疫力が低下していき、本来なら自分の力で抑えることのできる病気（日和見感染症）を発症するようになってしまいます。日和見感染症のうち代表的な23個が決められていて、そのうちの1個以上を発症した状態をエイズ（後天性免疫不全症候群：Acquired Immunodeficiency Syndrome）と呼びます。つまり、ＨＩＶに感染して免疫の働きが低下し、日和見感染症を発症した状態がエイズという病気なのです[3]。

ＨＩＶ感染後の経過

ＨＩＶに感染すると、多くの場合、数週間後に風邪に似た症状（発熱、リンパ節の腫れ、下痢など）が現れます。しかし、この症状はありふれているため、ＨＩＶ感染と気づかないことも多く、これだけで感染を判断できません。その後、特に症状が現れない潜伏期間が続きますが、免疫力が弱まるにつれて、さまざまな身体の変化（疲れやすくなる、体重減少、不明熱、息切れなど）が出てきます。個人差はありますが、治療が開始されていない場合には、この期間が数年続くこともあります。

さらに免疫力が低下してくると、カンジダ症、カリニ肺炎といった日和見感染症が発症し、エイズに発展します。病気が進行して免疫不全状態が続くと、サイトメガロ感染症などＨＩＶ以外では見られない疾患が出現します。症状はより重篤になり、治療しなければ死に至ります。これがＨＩＶに感染したあとの経過です(7)。

ＨＩＶ感染症の治療

ＨＩＶに感染しても、作用の異なる複数の抗ＨＩＶ薬を内服して血中のウイルス量を抑え続けることにより、免疫機能を回復・維持し、ＨＩＶ関連疾患の発症を防ぐことが可能になります。薬物治療の効果を上げるためには、医師の指示どおりに服薬することが不可欠です。服薬を怠ると、薬剤耐性のウイルス（薬が効きにくいウイルス）が生じて、抗ＨＩＶ治療の効果が損なわれます。毎日、決まった時間帯に確実に薬を飲み続けることは、そう簡単なことではありません。内服治療を続けるためにはその必要性を十分理解して、自分自身の健康管理に取り組むセルフマネジメント力がとても重要になります。

ＨＩＶの感染経路

ウイルスが身体の中に入ってくる主な感染ルートは３種類あります。①性行為による感染、②血液を介しての感染、③母親から赤ちゃんへの母子感染です。これ以外の経路でＨＩＶがうつることはまずありません。

①の性行為による感染は、最も多い感染経路です。ＨＩＶは主に血液や精液等に多く含まれています。感染者の血液、精液などが性行為の相手の性器や口などの粘膜や傷口を通ってうつります。性行為におけるコンドームの正しい使用は、ＨＩＶ感染予防にとって有効な手段となります。

②の血液を介した感染とは、ＨＩＶが含まれた血液の輸血で感染する場合や、依存性薬物（麻薬や覚せい剤など）の回し打ち（注射器具の共用）などによる感染です。かつて日本では、血友病の患者の薬として用いられた輸入血液製剤（非加熱の血液凝固因子製剤）の中にＨＩＶが含まれていたために、多数の血友病患者がＨＩＶに感染するという出来事が起こりました（薬害エイズ問題）。現在の日本では、輸血用血液に厳重な検査が実施され、血液凝固因子製剤も過熱処理が行われているため、輸血や血液製剤による感染の心配はなくなっています。

③の母子感染ですが、母親がＨＩＶに感染している場合、妊娠中や出産、授乳を通して赤ちゃんに感染することがあります。日本では、母親がＨＩＶ感染症の治療薬を服用する、帝王切開で分娩する、母乳を与えず粉ミルクで養育するなどの対応で、赤ちゃんへの感染を抑えることができるようになっています。

ＨＩＶ検査

ＨＩＶ感染の不安がある場合、検査で感染の有無を知ることができます。検査は採血検査で、一般の医療機関で受けることができますが、保健所であれば無料で、しかも匿名で受けることができます。検査ではまず、スクリーニング（ふるい分け）検査を行います。検査結果が「陰性」の場合は、その日のうちに結果が知らされます。スクリーニング検査で「陰性」でなかった場合は、「判定保留」として確認検査を行います。確認検査で「陽性」となった場合に、ＨＩＶに感染していると判断されます。

保健所での検査の流れを紹介すると、匿名で受付を済ませた後、保健師からＨＩＶ感染に関する説明が行われます。ＨＩＶに感染しても、血液中にＨＩＶはすぐには検出されません。正確な結果を得るためには、感染の可能性のある機会から３カ月以上経ってから検査を実施することが望ましいのです。そのような説明がわかりやすくなされたあと、ＨＩＶ検査の申し込みをした人に、このあと検査を受けるかどうか、再度確認します。採血した数時間後に、告知担当の医師から検査結果が伝えられます。原則として、告知場面には受検者ひとりで臨みます。このことは、家族同席での告知、家族への告知などから始まることの多い他の病気との大きな相違点です。スクリーニング検査で「判定保留」となった場合、確認検査の結果が出るまで１～２週間かかります。検査結果を待つ間は、多くの人がとても不安になります。検査を受けたことを誰にも告げずにいる場合は、ひとりで相当なストレスを抱えることになるので、保健所での電話相談やカウンセリングなどが利用できることをあらかじめ知らせています。

これまで見てきたように、ＨＩＶに感染しても、すぐにエイズを発症するわけではありません。自覚症状がないまま数年が経過し、エイズを発症して初めてＨＩＶ感染を知る人もいます。ＨＩＶ感染症の治療は、抗ウイルス剤を服用し続けることですが、治療でウイルスが体内から完全に除去されることはありません。しかし、エイズを発症する前にＨＩＶ感染を知り適切な治療を受ければ、感染前と変わらない日常生活を送ることができます。また、早期に治療を開始すれば、他の人への感染を防げることもわかってきました。早く治療につなげ健康を維持するためにも、新たな感染の拡大を防ぐためにも、ＨＩＶに感染した人が検査などの方法で早く感染に気づくことはとても重要なことです。

3 病名を知ること

ＨＩＶの告知

検査で「陽性」が確定し、ＨＩＶ感染を知らされた人は、その事実に強い衝撃を受けます。多くの病の告知がそうであるように、これまで健康であると思っていた自分の身体や自己イメージが大きく揺れる体験だからです。告知を比較的冷静に受け止める人もいますが、後から不安が高まることもあります。ショックからの立ち直りに時間を要する人も多いのです。

ＨＩＶの告知は、他の病と比較すると、以下のような特徴があります。①検査を受けた人に、はっきりと「陽性」あるいは「陰性」という結果が伝えられること。②本人への告知が原則であること（例外として子どもへの告知の場合がありますが、それについては後で述べます）。③感染症であるため、陽性告知が本人のみならず周囲にまで直接的な影響を与えること。[9]

これからいくつかのカウンセリング事例を通して、その特徴を具体的に解説していきたいと思います。なお、本章で述べる事例は、プライバシー保護の観点から、私が支援の現場で出会った複数の方々の面接経過やエピソードを組み合わせて再構成した、架空の事例であることをお断りしておきます。

告知をめぐる心理支援の実際（1）

では、最初の事例を紹介します。保健所で陽性を告知された直後のカウンセリングの様子です。

A　Aさんへの告知

Aさんは、保健所での匿名検査を受けた30代独身男性です。検査のときは落ち着いていましたが、医師から「陽性」の告知を受けると急に動揺し、その後の保健師の説明もほとんど頭に入ってこない状態のようでした。別室で待機していたカウンセラーが保健師に紹介されて入室すると、Aさんはうなだれて何度もため息をついていました。しばらくしてAさんは、病気の経過や治療の見通しなどについてぽつりぽつりと質問をしてきました。カウンセラーは、最初にAさんが医師や保健師の話をどのように聞き、理解したかを確認し、手元のパンフレットを使いながら補足説明をしました。

少し落ち着いてきたころ、Aさんは検査を受けた理由を語り始めました。数年前に行きずりの相手と性交渉をもったことがあり、感染の不安がわずかにあったものの、自分は大丈夫と確認するつもりで検査を受けたそうです。しかし、陽性告知をされて頭が真っ白になり、すべてが止まってしまったような感じだとAさんは語りました。今後、病院に定期的に受診するためには、そのつど、仕事を休まなければならないため、どうしたらいいのか、病気のことを職場の同僚や上司に伝えなければならないのか、周囲に隠したままで過ごせるのかなど考えがまとまらず、とても混乱している様子でした。

カウンセラーが「Aさんは自分の健康を気遣う気持ちから今回の検査を受けたのですね」と伝えると、Aさんは幾分表情を和らげました。カウンセラーは、「陽性告知を受けた直後は、みな動揺し混乱するのが普通の反応です。不安になったときにはこの保健所に連絡して面接予約を入れてください。今後、病院を受診すれば、そこでカウンセリングを続けることも可能です。職場など周囲への告知は必要に応じて行えばよいので、自分の気持ちが落ち着いてからゆっくりと考えてみてはどうでしょうか」と伝え、ＨＩＶに関するパンフレット類を手渡しました。その後、保健師があらためて、生活面での留意事項と、今後の治療を行う病院への受診方法などについて情報提供しました。数日後、Ａさんは職場に近い病院を受診し、以後、受診日にはカウンセラーと面接を重ねながら現在に至っています。

Ｂ　Ａさんへの支援

保健所でのＨＩＶ検査は本人の自発的な意志で受けますので、検査を受ける人はＨＩＶに関してある程度の予備知識はもっていると考えられます。ただし、Ａさんのように、不安を払拭し、健康や安心を保証してもらうために検査を受ける人も多いのです。保健所では、ＨＩＶ検査を受けやすくする配慮から匿名で検査が行われているため、告知直後の支援は、ほとんど事前情報のない初対面の相手に対して行うことになります。

カウンセラーは、まず動揺が収まるまで静かにいられる場所を確保し、希望があれば傍らにいて、安全に家に帰れるように支えるとともに、不安が高じたときの電話・来所相談などの支援体制を伝えました。そのうえで保健師にバトンタッチし、病院への受診方法や生活上の注意事項を伝えてもらいました。

わずかに予測していたとしても、検査の結果、ＨＩＶ陽性を告げられることは、大きな衝撃をもたらします。告知を担当する医師、今後の流れを説明する保健師、本人の気持ちに寄り添うカウンセラーが協力して、役割分担しながら支援を行うことがとても大切になります。陽性告知直後の支援では、混乱した気持ちの整理と、対処すべき課題に優先順位をつけるのを手伝うという対応が必要です。検査を受けようと決意した本人の勇気を評価し支える対応が、告知直後の動揺を和らげ、前向きな姿勢へとつなげる役目を果たしたと考えられます。

告知をめぐる心理支援の実際（2）

次の事例は、陽性告知後、しばらくしてからカウンセリング依頼があったケースです。

A　Bさんへの告知

20代独身男性のBさんは、保健所での検査で陽性が判明したときは、その結果を淡々と受けとめ、速やかに病院を受診しました。しばらくして、病院のソーシャルワーカーを通してBさんのカウンセリング予約の連絡が入りました。医療スタッフがBさんの気分の落ち込みを心配して、カウンセリングを勧めたとのことでした。

面接室でBさんは、転勤で地元を離れて生活しているので親しく話す相手がいないこと、仕事はデスクワーク中心だが疲れやすくなってきたこと、休日は自宅に引きこもって身体を休めている、というような話をしました。カウンセラーが治療の状況を尋ねると、Bさんは、免疫の値が下がり始めているのに薬剤の治療が開始されないので、いつ体調が悪くなるのかが心配でしょうがない、と訴えました。

面接を継続するうちに、Bさんは病名を誰にも伝えず、ひとりで悩んでいることがわかりました。これまで複数の異性と性行為の機会があり、どこで誰から感染したのかと考えると怒りや後悔の気持ちが湧き、同時に、誰かに感染させたかもしれないと思うと罪悪感が生じ、自分の存在が情けなくなる、と涙ぐみながら語りました。

カウンセラーは、Bさんの心境や内面の苦悩を受けとめる一方、医療スタッフに対しては、服薬を自己管理できる勤勉さと意欲がBさんにはあると説明し、服薬に向けた指導が有効なのではないかと提案しました。

薬剤師と看護師による服薬の説明や指導が始まると、Ｂさんの抑うつ感は消失し、次第に治療に前向きになりました。また、面接では久しぶりの帰郷の様子も語られました。

Ｂ　Ｂさんへの支援

ＨＩＶ感染やエイズは偏見の強い病であるため、周囲に病名を告げずにいる患者はとても多いのです。病を隠した生活を送る中で、Ｂさんは苦悩をひとりで抱え込むことになっていました。感染に対する後悔や怒りなどの感情が湧き起こるたびに罪悪感や孤立感を強め、自分の存在価値をも揺るがすほどのつらい状態となり抑うつ感を強めていました。

そのようなＢさんですが、カウンセリングで否定的な気持ちを吐き出すうちに、徐々に心の安定を取り戻すことができてきました。心の内にあるさまざまな不安や怒りなどを言葉にして表現すると、苦痛が解消されて安堵感を得ることができます。Ｂさんの語りを丁寧に聴くカウンセリングが、このようなこころの浄化作用をうながしたと言えます。

また、カウンセラーは、Ｂさんが積極的に治療に関わることで疾病への不安が軽減するのではないかと考え、具体的な支援策を医療スタッフへ提案したところ、Ｂさんの抑うつ感は次第に消失し、治療や健康管理に対する意欲が高まりました。カウンセラーとのつながりを通して、本来の力を取り戻すことができ、また、周囲の人々との関係を再構築することもできたのではないかと考えられます。

告知をめぐる心理支援の実際（3）

さて、次は母子感染による子どもの事例です。子どもへのＨＩＶ感染告知は、子どもの発達状況を踏まえながら、病名を知らせずに病気のあらましと治療のポイントだけを伝える段階から、はっきりと病名を告げる段階に移行する方法をとることがあります。少し長い経過になりますが、医療スタッフが協力して告知支援を行った事例を紹介します。

A　Cさんへの告知

小学校高学年のとき、Cさんは主治医（小児科医）から「Cさんは体を病気から守る力が弱くなっていて、血液の中の病気のもとが増えて体調不良になりやすい。健康に過ごすためには、病気のもとをやっつける薬を飲み続けることが大切」と聞かされました。Cさんは自分の病気についての説明を聞いた後、しばらくは薬をきちんと飲んでいたのですが、Cさんの行動を絶えずチェックし、薬の飲み忘れがあると厳しく叱る保護者の態度に反発するようになってきました。

思春期を迎え、性的な関心が強まる前に、自分の力で健康を守ること（きちんと薬を飲み続けることと、他者に感染させないという予防の自覚を高めること）が重要と考えた主治医が、病名告知の時期についてカウンセラーに意見を求めてきました。そこでカウンセラーは、スタッフ会議（カンファレンス）の開催を提案しました。病院スタッフ（小児科医師・看護師・薬剤師・ソーシャルワーカー・カウンセラー）に、院外スタッフ（Cさんが住んでいる地域担当の保健師）を交え、告知直前には内科スタッフ（転科後の予定主治医・看護師）にも加わってもらい、毎月定期的にカンファレンスを開催しました。

並行して、カウンセラーはCさんへの個別カウンセリングも継続しました。面接では、チェックリストによる服薬の確認と、飲み忘れ対策への工夫などを話し合いながら、Cさんの病気の受け止め方や理解の程度、現在の困りごと等について確認し、Cさんの許可をとったうえで、面接の内容をスタッフと共有しました。また、カウンセラーはときどき保護者とも面談し、告知時期の希望などを聞きながら、保護者の不安や揺れる気持ちを汲むよう心がけました。

カンファレンスで医療スタッフは、「中学卒業から高校進学」の時期を「子どもから大人への節目」ととらえ、小児科から内科への受診科変更のタイミングで、Cさんに病名を告知する方針を立てました。保護者に意見を求めたところ、一応同意したものの、告知当日のCさんの動揺や混乱、また、母からの感染と知ることで親子関係の悪化や反抗的な態度が起こった場合、どう対応したらいいのかとても心配していました。そこで、告知当日はカウンセラーが待機し、さらに、地域保健師と連携し、病院から帰宅後も、地域で切れ目のないサポートができる体制を整えました。

告知の当日、小児科での最後の受診を済ませたあと、Cさんは内科に行き、新しい主治医と対面しました。内科の主治医は「これまで小児科でしっかり治療を続けてきたおかげで、Cさんは病気であっても元気に生活できてきたね」と話し始めました。「中学を卒業したCさんは、4月からは子どもではなく、大人に向かう高校生。だから、内科での診察の最初の日にCさんの病気について、きちんと説明したいと思う」という前置きの後、内科医から「エイズ」という病名告知がなされました。Cさんは特に取り乱すことなく、冷静に主治医の話を聞いていました。

内科医による病名告知後、生活面での留意事項については内科の看護師から、また、服薬については薬剤師からあらためて説明がなされました。最後にカウンセラーがCさんに会い、聞きたいことがないかどうか確認しました。Cさんは清々しい表情をしており、特に質問はなかったので、「新しい気持ちで病気と向き合っていってほしい。病院スタッフはいつでも相談に応じるから」と伝え、面接を終了しました。

告知後の定期受診日には、主治医の診察のあと、内科看護師が生活状況を細かく聞き、健康に過ごせるよう助言を行いました。特に、親しく交際する異性の友人ができたと報告されたときは、具体的な性教育を行うなど、きめ細かく対応しました。

Cさんは成人になった今も、定期受診を欠かしません。告知から数年経過した後、カウンセラーがあらためて告知当日の感想を尋ねたところ、「驚きや動揺というよりも、病名がわからないという、それまでの漠然としたあいまいな状況がはっきりしたという感じだった。『エイズ』は重い病気であることには違いないけれども、病名が知らされて、むしろすっきりした気持ちになったことを覚えている。病気の治療には服薬が大切であることをあらためて感じるとともに、親が薬の飲み忘れに対して厳しい態度を見せていたことも理解できた。告知の時期は、自分の場合、ちょうどよかったと思う」と述べてくれました。

B　Cさんへの支援

小児科の主治医はCさんの病状について、①「体を病気から守る力が弱くなっている」→免疫力が低下していること、②「血液の中の病気のもとが増えて体調不良になりやすい」→ウイルスが増加すると日和見感染を発症しやすくなること、③「健康に過ごすためには、病気のもとをやっつける薬を飲み続けることが大切」→抗ＨＩＶ薬の服薬が治療の鍵であること、というように、学童期のCさんにも理解できるようにわかりやすく伝えていました。そのうえで、Cさんが高校生になる前に、「エイズ」という病名が、新しい内科主治医から伝えられました。

告知の相手が子どもの場合、周囲の大人たちは心配させたくない、難しいことはわからないはずだと思い込んで、何事もあいまいにしがちですが、いつまでも本人に感染や病名を伝えないでいると、何か隠し事があるのでは、といった不安を抱かせてしまいます。また、配慮がないまま感染の事実を知ったときには、今までだまされていた、一人前扱いされていなかった、といった不信感を高めることにもなりかねません。子どもなりに「エイズ」という病を理解し、自分の力で健康管理に取り組めるよう、適切な時期を見定め、具体的な伝達方法について、家族や医療スタッフ全体で協力しながら進めていくことが重要です[8]。

この事例では、Ｃさんと保護者の状況と心情を医療スタッフが的確に把握し、告知に向けた準備を丁寧に行いながら告知時期のタイミングを図ることが奏効したと考えられます。なお、病名を告知する時点では、Ｃさんに母からの感染であることは告げられませんでした。もちろん主治医はじめ医療スタッフは、Ｃさんから質問が出れば説明する予定でしたが、感染経路についてＣさんは自然に理解し、同じ病を抱える母とともに治療に意欲的に取り組もうと決意をしていました。15歳のＣさんには、自力で推測し納得できる力が備わっていたのです。本人の力を信じて支えていくことが何よりも大事だと教えてもらった事例でした。

4 性とＨＩＶ・エイズ

身近な人との関係

病名を告知されたショックや気分の落ち込み、身体的な苦痛や病状悪化への不安など、病を抱えた生活はさまざまな苦悩を伴います。病気になったとき、身近な人に病名を告げ、自分を支えてもらいたいと願うことは自然な気持ちです。そばにいてくれる人の存在は心強く、また、献身的な看病や医療費の負担、治療方針等に対する意思決定の補助や支持など、療養生活に対して家族や身近な人が果たす役割は大きいものです。

他の病気であれば周囲に告げてもいいと思う人でも、ＨＩＶ・エイズという病名は知られたくないと考える場合は多いです。ＨＩＶ・エイズは主に性的接触によって感染する病だからです。しかし、ＨＩＶ感染が判明すると、それは感染者本人だけの問題ではなくなります。性的関係をもつ配偶者、パートナーなどに感染の危険が及ぶからです。周りにすでに感染させているかもしれないという恐れや罪悪感、誰から感染させられたのかという疑念や不信感、感染が知れたら相手から拒絶されるかもしれないという不安など、ＨＩＶ感染が判明したあとには、身近な人との関係をめぐりさまざまな思いが湧き起こります。また、婚外の性行動や秘めていた性指向が明るみに出ることもあり、身近で親しい相手との関係も大きく揺らぐ事態を招きます。

一方、二次感染のリスクを考えると、性的関係をもつ相手にはできるだけ早く病名を告げ、検査を受けてもらう（陽性の場合は速やかに治療につなぐ）ことが早急に必要となります。病名を隠しておきたい気持ちはあっても、相手の健康を気遣えば黙っておくわけにはいきません。どう相手に伝えたらいいか、病名を伝えたときの相手の動揺や困惑をどのように受けとめたらいいのか、相当な覚悟が必要です。

ＨＩＶ・エイズという病が感染者・患者本人だけでなく、その家族やパートナー、身近な人にどのような影響を及ぼすのかについて、事例を通して考えてみましょう。

身近な人との関係をめぐる心理支援の実際（1）

A　Dさん・Eさんご夫婦の悩み

ＨＩＶに感染したことに気づかないまま数年が過ぎ、体調不良で受診した病院でエイズが判明した男性のＤさん（50代）は、妻のＥさん（40代）に自分の病名を告げ、検査を受けてもらうよう伝えることを決意しました。エイズという病名を知らされる衝撃や、婚外の性行動による感染の事実に妻が動揺することを心配したＤさんは、妻への面接をカウンセラーに依頼しました。夫担当とは別のカウンセラーが妻のＥさんの担当となり、カウンセリングが始まりました。

最初の面接でＥさんは、夫に対する思いは一切出さず、ただ涙を流して自分のつらい気持ちを語り続けました。検査の結果が陰性と判明した後、Ｅさんは少し落ち着き、検査前後に感じた夫に対する気持ちの揺れを振り返りながら、夫の裏切りに強く衝撃を受けたことや、もともとすれ違い気味であった夫婦関係に亀裂が入ってしまったような印象を抱いたこと、夫の病名がエイズという性感染症であるだけに、誰にも相談できない苦悩などを語りました。数週間が経ったあとの面接では、病気になって気落ちしていた夫にEさんが励ましの言葉をかけると久しぶりに笑顔を見せてくれたこと、Eさんに対して夫はしきりに謝罪の言葉を口にするようになり、少しずつ夫婦のわだかまりが解けてきたことなどが話されました。告知を受けた当初は離婚のことも頭をよぎり、今でも夫の不貞行為に対して複雑な思いはあるとのことでしたが、当面は夫を支えながら生活を継続したいと、Eさんは語りました。カウンセラーは、今後も必要があれば面接を行うことができると伝え、Eさんへのカウンセリングを終結しました。

B　Dさん・Eさんご夫婦への支援

初回面接で妻のEさんは告知のショックを受けとめきれていない様子でしたが、徐々に夫の不貞に対する怒りや失望などが語られました。葛藤を抱える夫婦を援助する際に、同一の担当者がどちらにも偏らない中立的な立場を保ちながら、双方に関わるのは非常に難しいことです。この事例では夫婦関係の危機のテーマが浮上することがあらかじめ想定されましたので、最初から夫婦それぞれに別の担当者を配置して面接をスタートしました。

数回のカウンセリングで夫婦間の葛藤が完全に解消したわけではありませんが、夫婦の関係を見直す機会になったと考えられます。ＨＩＶ感染者と同じように家族もまた、この病につきまとう負のイメージから、病気をめぐる問題について周囲に相談できずにいます。カウンセラーがそばに寄り添い関わり続けていくことは、ＨＩＶ感染者の家族、パートナーなど、身近な人が周囲との関係を取り戻していく初期の心理的支援として有効と考えられます。

身近な人との関係をめぐる心理支援の実際（2）

A　Ｆさんの悩み

30代の男性Ｆさんは保健所の検査でＨＩＶ陽性が判明しました。陽性結果にやや衝撃を受けた様子でしたが、その日はそのまま帰宅し、数カ月後に受診した病院でカウンセリングが開始されました。感染のことや自分の性指向を家族へどう伝えるかというテーマで面接を重ねました。

年の近い姉には自分がゲイだと告げたうえで、感染の事実を伝えることができたそうですが、親にはどうしても伝えられないとＦさんは悩んでいました、親の世代は自分のようなゲイという存在自体を受け入れられないだろうと推測し、病気のことよりも同性愛者の自分に親が大きなショックを受けるのではないか、自分は親不孝な息子だと苦悩していたのです。カウンセラーは親の心情を気遣うＦさんの気持ちを支えつつ、現実的な問題や体調管理については姉の支援を得るよう助言しました。心身の状態が安定してきたＦさんは、今のところ姉以外の家族には病名を告げていないのですが、親に話す時期が来るかもしれない、と語り始めました。どのタイミングでどのように伝えるかが、ここ最近のカウンセリングのテーマとなっています。

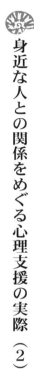

B　Ｆさんへの支援

真実を伝えたときの親のショックを考慮し告げることを避けているＦさんにとって、ＨＩＶ感染を家族へカミングアウトすることは、自分の「病気」を告白すると同時に、「同性愛者」である自分を知らせる体験でもありました。

きょうだいには病名を告げることができ、病気と性指向を知った姉が、カミングアウト後も変わらず自分を受け入れてくれる存在であり続けていることが、Ｆさんの大きな支えになりました。カウンセラーもＦさんの性指向を尊重し、互いの違いを認め合うことの大切さを伝え続けました。Ｆさんは次第に自分の性指向をめぐる戸惑いや苦悩、今の気持ちなどを面接場面で話せるようになってきました。カウンセリングという安全な場で自分の気持ちを正直に語り、ありのままを受け入れてもらう体験を重ねることが、自分の生き方や性のあり方を見つめる一助となったものと考えられます。

セクシュアリティ

セクシュアリティとは、人間の中核的な特質のひとつで、身体的性別（セックス）、心理的性別（ジェンダー）、性指向（異性愛、同性愛、両性愛など）、性衝動や性行為などを包括した概念です[1]。エイズは、その病気にかかった人のセクシュアリティに大きく影響します。ＨＩＶの感染経路のうち、日本で最も多いのは性行為感染です。２０１６年の新規ＨＩＶ感染者・エイズ患者報告は１４４８件で、性行為による感染は１２６０件（87％）、そのうち同性間の性的接触が９７６件（67％）でした。日本では、ＨＩＶ感染者の多くは、同性との性行為によって感染した男性で、その大半は同性愛という性指向をもっています。多くの同性愛者は思春期に自分の性指向に気づき、戸惑い葛藤する時期を過ごします。「同性愛であることは自分らしさの大事な要素」という心境に至る人もいれば、自分の性指向を肯定的にとらえられずに悩み続ける人もいます[5]。自分への違和感を抱いたまま生活してきたところにＨＩＶ感染が判明し、自分の性指向に直面せざるをえない状況になる人も多いのです。支援に当たるカウンセラーは、セクシュアリティの多様性についての基本的な知識と包容力をもち、性について広く柔らかく語り合える存在として、ＨＩＶ感染・エイズとともに生きる人たちのそばにいることが大事なことだと思います[6]。

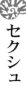

偏見や差別を越えて

多種多様な情報に溢れている現代社会を生きる私たちにとって、固定化されたイメージや単純にまとめられた考えは、何かを判断するときにとても効率的で便利なものです。しかし、こうした画一的な判断がいったん間違った方向に逸れてしまうと、なかなか修正できない状態になります。このような思い込みや固定化されたイメージは「ステレオタイプ」と呼ばれますが、否定的評価や感情を含んだ場合には「偏見」となり、さらに特定の集団の成員に対して否定的な行動をとるようになると「差別」に発展します[2]。

「性」に対する羞恥心や、性の問題をタブー視する傾向が強いと、性感染症でもあるエイズは「恥ずかしい病気」と見なされ、感染した人は恥ずべき行為をした「不道徳な人」と決めつけられた見方をされてしまいます。しかし、セクシュアリティのあり方、性愛への態度、生きていくうえでの価値観など、個人の好みや指向性に相違があったとしても、それは互いに尊重されるべきであり、他者が干渉したり非難したりすることではありません。

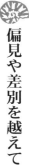

偏見・差別を解消するためには、知識の提供と相互作用をともなう共同体験が重要であることがわかっています。ＨＩＶ・エイズについての正しい知識を得るとともに、セクシュアリティの異なる人々や、病とともに生きている人たちとの出会いや交流（難しい場合は書物や映像など）を通して、理解が広がり深まることを願っています。

以上、「エイズ」という病の特徴、病名告知や身近な人との関係、心理支援の実際、セクシュアリテイの問題などについて述べてきました。私たちは、予期しない出来事に遭遇すると動揺し、また、自分とは異なるものを簡単には受け入れられないものです。「エイズ」という病は、日常生活の中で私たちがあまり意識することのない自分の価値観や偏見を浮き上がらせ、多くのことを教えてくれます。多様な背景をもちながらこの病を克服しようとしている人たちの生き方、一人ひとりのこころを大切にし、ともに歩んでいきたいと思います。

推薦図書

針間克己・平田俊明編（二〇一四）『セクシュアル・マイノリティへの心理的支援――同性愛、性同一性障害を理解する』岩崎学術出版社

セクシュアル・マイノリティとは、同性愛、性別違和など、典型的な人々とは異なるセクシュアリティのあり方を示す人たちのことです。少数派であるがゆえに、偏見にさらされることも多く、自分のアイデンティティの不確かさに悩み、生きづらさを抱えて生活しています。多様なセクシュアリティを示す人々を理解し、受け止め支え、互いを尊重しながら生きていくために、どのようなことが重要なのかを考えるための貴重な一冊です。

第5章 がんの人のこころとその援助

【小池眞規子】

1 はじめに

わが国は男性、女性ともに平均寿命が80歳を超える、世界でも有数の長寿国です。わが国において死亡率が年ごとにどう移り変わっているか死因別に見ると、明治から昭和の初期までは結核、肺炎などの感染症による死亡が最も多くなっています。第二次世界大戦後、公衆衛生の改善や医学の進歩により、感染症による死亡は急速に減少し、替わってがん、心臓の疾患、脳血管疾患などの、生活習慣病による死亡が5割以上を占めるようになりました[3][7]。

がん（悪性新生物）は１９８１年から死因の第1位を占め（**図5-1**）、２０１４年には総死亡の28・９％にあたる36万８１０３人（男性21万８３９７人、女性14万９７０６人）ががんで亡くなっています。また、新たにがんになった人は年間80万人を超え、２０１２年には86万５２３８人（男性50万３９７０人、女性36万１２６８

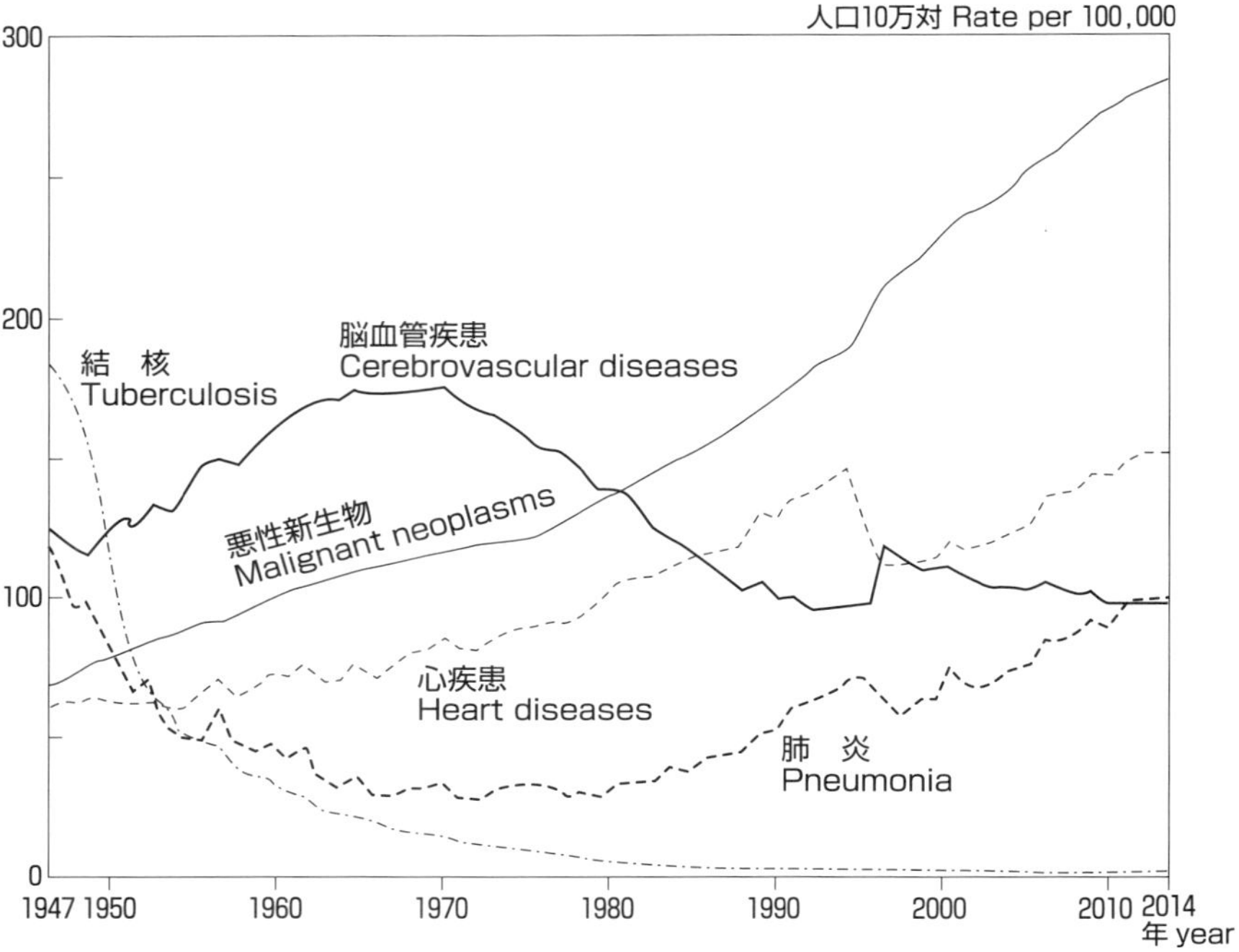

図5-1 死亡率の推移[3]

人）ががんの診断を受けています。[6]

かつてがんの診断は死のイメージをもたれることが多くありました。がんがいまだ命を脅かす病気であることは事実ですが、がん医療は目覚ましい進歩を遂げています。治療法の進歩にともない、経過が長期間にわたる場合が多くなってきており、「がんは慢性疾患である」と言われるようになっています。

本章では、国のがん対策や、がんところを扱う学問「サイコオンコロジー」について、さらにがん患者さんや家族の心理とその支援について述べたいと思います。

2 がん対策基本法

先に述べたように、1981年以降がんは日本人の死因の第1位であることから、国による長期的ながん対策が始まりました。その取り組みが成果を収めてきたものの、なお、がんは国民の生命および健康にとって重大な問題となっている現状があります。そのため、がん対策をいっそう充実させることをめざし、２００６年に「がん対策基本法」を定めて、２００７年４月１日より施行しました。以下はその基本理念の趣旨です。

①がんの克服を目指して研究を進め、その成果を活用・発展させること。
②日本全国どこに住んでいても、患者さんは適切ながん治療を受けられるようにすること。
③患者さん一人ひとりの意向を十分に尊重したがん医療が提供されるようにすること。

また、がん対策基本法に基づいた「がん対策推進基本計画」は、がん対策を総合的・計画的に進めることをめざす「都道府県がん対策推進計画」の基本となるもので、以下が定められました。

①がんの予防と、早期発見を進める。
②全国どこでもがんの専門医療が受けられるよう、医療技術などの格差をなくす。
③がん研究をさらに進める。

がん対策推進基本計画は5年後に見直しが行われ、２０１２年より5年間の推進基本計画には、小児がん拠点病院の整備と拠点病院と連携して治療などを行う地域の医療機関の整備を始めることが、新たに盛り込まれました。また、子どもに対するがん教育のあり方を検討し、健康教育の中でがん教育を広め啓発することも組み込まれています。さらに、がん患者の就労に関するニーズや課題を明らかにしたうえで、職場における理解をうながし、相談や支援のための体制を充実させて、がんになっても安心して働き暮らせる社会づくりをめざすことなどが加えられました。

3 患者さんの意思の尊重

病名の告知

がんやその他の難病の場合は「治らない」あるいは「死にいたる」可能性があることから、患者さん本人に病名を伝えるか否か、いわゆる「告知の問題」が長く議論の的となっていました。近年、もし自分ががんにかかったとしたら、その事実を知らせてほしいと考える人の割合は確実に増えてきています。そう思う人が多くなってきている背景には、インフォームド・コンセントの考え方が一般にも着実に広がり、告知をされる立場の人の意識が変化してきていることがうかがえます。

２００７年のがん対策基本法の制定の後も、さらに情報を開示する方向へと緩やかに進んでいます。厚生労働省の研究班が行った報告[4]によると、病院の規模や、がんがどれだけ進行しているか、あるいはどれだけ重篤かによる違いはありますが、がん患者さんへ病名を告知する率は平均65・７％とされています。

インフォームド・コンセント

「インフォームド・コンセント」は、以前は「説明と同意」と訳されていましたが、現在は原語のまま使われることが多いようです。日本医師会生命倫理懇談会の資料では、それは「医師が医療について複数の情報を患者さんに示し、最終的に患者さんひとりひとりが自分の『生命の質』をどのように選ぶかについて、自己が選択し決定する権利をもっている」ことであると述べられています。

医療の目的は患者さんのＱＯＬ（Quality of Life：生活の質、生命の質）の向上にあり、インフォームド・コンセントはそのための中心的な基盤であるといえます。

セカンド・オピニオン

患者さんの自律が尊重され、患者さん自らが自身の生命を見据えて治療法などを自己決定していくことはたいへん重要ですが、専門知識をもたない一般の人にとって、何が自分にとって最も良いかの選択は非常に難しいことです。最近ではインターネットを利用して専門機関から情報を集められるようになっていますが、それが自分の状況に適した情報かどうかの判断が必要となります。そこで、セカンド・オピニオンの考え方が浸透してきています。

「セカンド・オピニオン」は「第二の意見」あるいは「第二医の所見」などと訳されることもあります。ある医師の診察を受けている患者さんが、医療上重要な意思決定――たとえば、手術を受けるか、薬物療法を選ぶかといった意思決定――を行う場面などで、それまでの診療経過、検査結果などの資料をもとに、他の医師の意見・所見を求めること、あるいはその意見・所見自体を指すものです。

セカンド・オピニオンがわが国においてどのくらい広まり行われているかの判断は難しいですが、多くの医療機関のホームページにはセカンド・オピニオン外来の案内を見ることができますし、セカンド・オピニオンの理解が医療者にも患者にも広がってきていることは事実です。

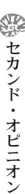

4 サイコオンコロジー（精神腫瘍学）

サイコオンコロジーの誕生

「サイコオンコロジー」（Psycho-Oncology）は、１９７０年代後半から１９８０年代にかけて確立された新しい学問分野で、身体医学、精神医学、神経免疫学、社会学、心理学、行動科学など広い領域を含みます。

がんは、外科的な切除、放射線療法に次いで、１９５０年代に化学療法が採り入れられたことにより治癒率や生存率が高まって、医学的な状況が変化してきました。インフォームド・コンセントにより「患者さんの意思に基づいて治療を選択する」という社会的な意識も高まりました。病名、病状が患者さんに伝えられ、治療について医師と患者さんが話し合うというがん医療における変化の中で、ニューヨークのメモリアル・スローン・ケタリングがんセンターでは、がん患者さんの心理的・社会的問題に関する研究や、治療的介入・対応にあたる精神科部門が１９７７年に設置され、精神科医のジミー・Ｃ・ホランド博士が初代部長として就任しました。

そして、１９８４年には、欧米を中心に International Psycho-Oncology Society（IPOS：国際サイコオンコロジー学会）が設立されました。

日本のサイコオンコロジー

ＩＰＯＳ初代会長となったホランド博士より参加の要請を受けて、１９８７年にはＩＰＯＳ日本支部として

「日本臨床精神腫瘍学会」が創設され、サイコオンコロジーということばの普及にともなって、1992年「日本サイコオンコロジー学会」と改名されて現在にいたっています。

サイコオンコロジーには、大きく二つの目標があります。[9]

①がんが、がん患者や家族、スタッフの精神面に与える影響についての研究
②精神的・心理的な因子が、がんに与える影響についての研究

サイコオンコロジーでは、がん患者さんとその家族、およびがん医療に従事する人の心理・社会・行動的な側面など、幅広い領域で研究・臨床実践・教育を行っています。扱う問題には、たとえば次のようなものがあります。①がん患者さんの精神的な問題、②疼痛などの症状コントロールにおける心理的な問題、③がん患者さんの治療および副作用に関わる心理的な問題、④家族の精神的な問題、⑤がんの発症率や死亡率に影響を与える心理的・行動的・社会的な問題、⑥がん医療従事者の精神的な問題、などです。

5　がんの経過と患者の心理

がん患者さんは、**図5-2**のような病気の経過をたどる中で、さまざまな問題に直面し、そのつど精神的な動揺を経験します。がんをめぐる多くの問題は、不確実性をともないます。このことが、告知のあるなしに関わらず、患者さんに不安と期待の不安定な状態をつくり出します。

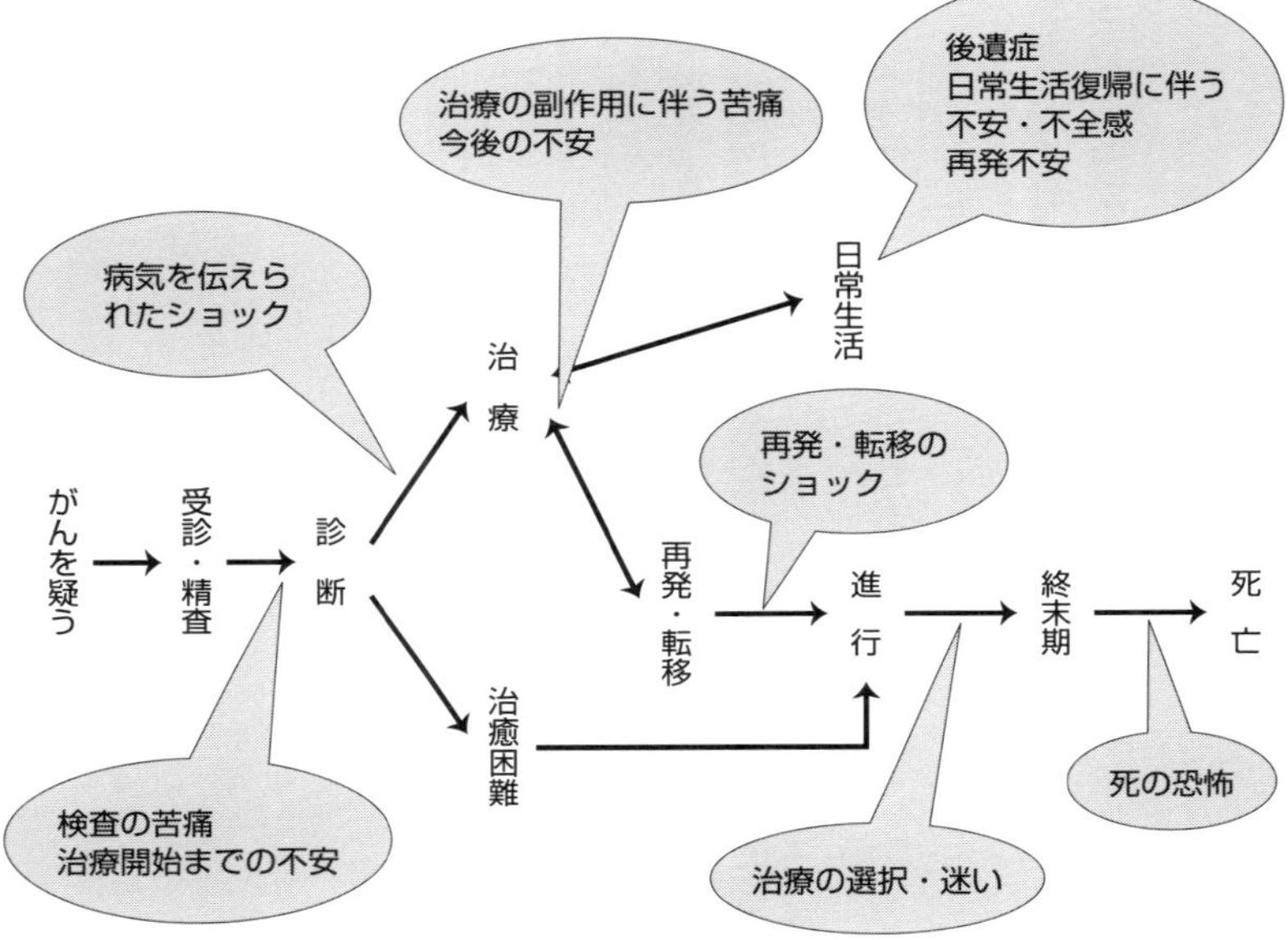

図5-2　がんの経過

がんを疑う症状の自覚

職場の健康診断などでがんが疑われたり、あるいはがんを疑う症状を自覚したとき、誰もが「まさか」と思い、「そんなわけはない」といったんは否認します。気がかりの解決のため、この段階で多くの人は医療機関を受診しますが、「がんかもしれない」との思いをもって医療機関を訪ねることは、大きなストレスとなります。特に働き盛りの年代は仕事や家事に忙しく、また健康に自信があったり、自分の健康に関してなんらかの強い信念をもっていたりすると、医療機関をなかなか受診しないことがあります。

精　査

検査中は大丈夫だという思いと、最悪の場合を恐れる気持ちとの間を揺れ動きます。患者さんにとっては初めて体験するさまざまな検査が行われます。検査のたびの緊張、検査にともなう身体的な負担に、患者さんは心身ともに疲労します。スタッフの何気ない言動にも敏感に反応します。一つひとつ検査を終えながら、すべての検査結果がそろい、結論を待つ間は長くつらい時間であり、仕事や家事が手につかなくなるなど不安な状態となります。

診　断

がんを告げられた直後の患者さんは、強い衝撃を受けます。がんイコール死、あるいは生命の危機ととらえ、「頭が真っ白になった」と表現する人が多くいます。次いで、「そのようなことが自分に起こるはずはない」という否認や、「もうだめだ」という絶望感・挫折感が起こります。通常このような時期は１～２日続きます。その後、混乱、不安、恐怖、無力感、絶望感などとともに、不眠、食欲不振などの身体症状や集中力の低下が起こり、日常生活に支障をきたす場合もあります。１週間から10日でこの状態は軽くなり、がんを抱えて生きる、新たな状況への適応の努力が始まります。適応し始めると、患者さんは情報を整理し、現実の問題に直面することができるようになり、楽観的な見方もできるようになります（**図5-3**）。しかし、なかには強い不安や抑うつが長引く場合もあります[15]。

現実の問題に直面できるようになった患者さんは、病気の治療開始に向けての準備を始めます。仕事や家事、家族のことなど、これまでの日常生活に大きな変化が起こることが予想されます。勤務先や周囲の人にどのように、どこまで自身の病気について伝え、理解を得るのか、支援を得るのか、それぞれの状況による判断が求められます。

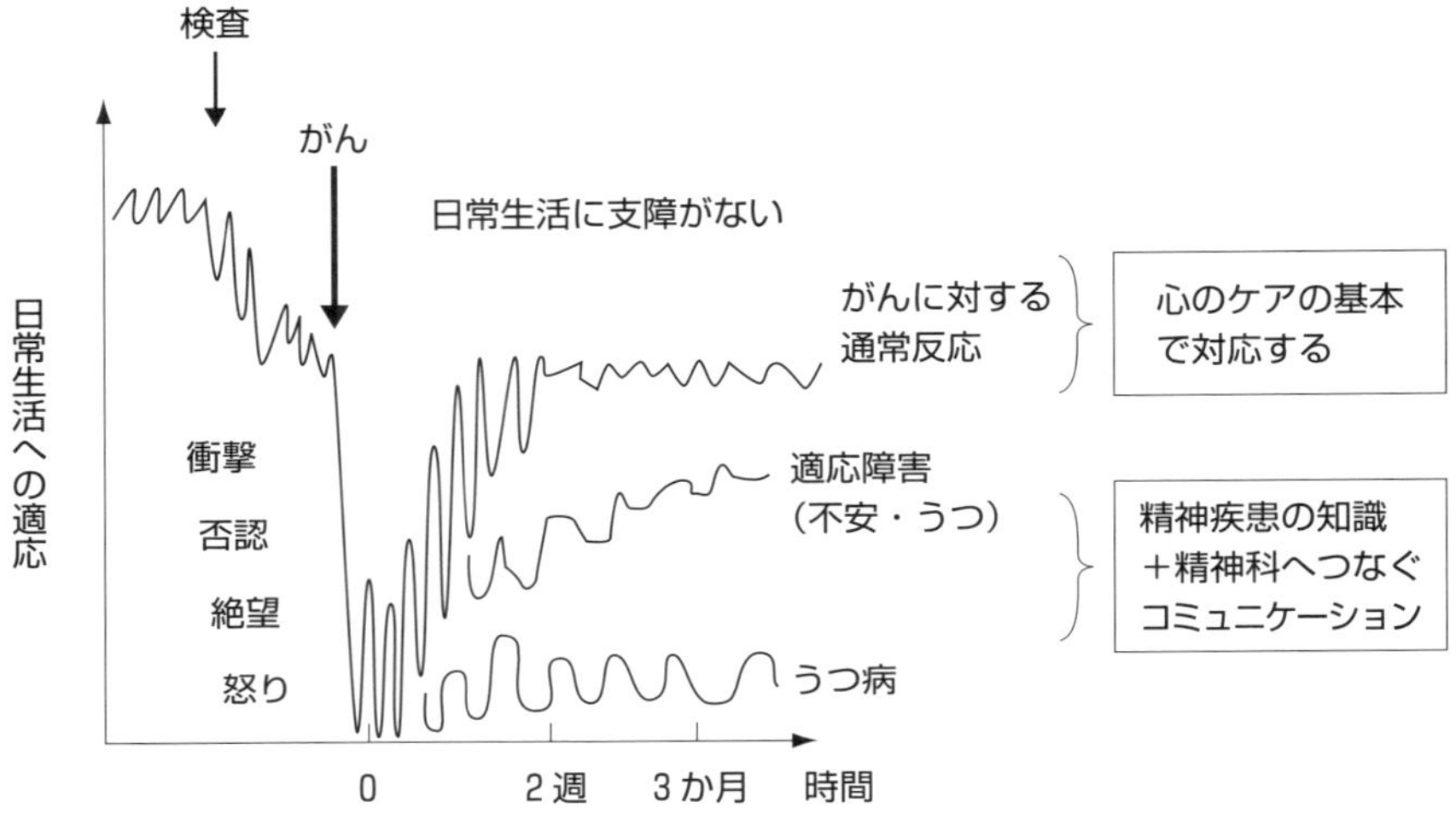

図5-3　がんに対する通常の心の反応とその対応[15]

初期治療

治療により、患者さんはさまざまな変化を余儀なくされます。手術による機能障害や外見上の変化、化学療法による吐き気・嘔吐、脱毛、肥満、放射線治療による機能障害、外見上の変化、脱毛などにより、患者さんは自信を失ったり、自尊心を低下させることもあります。これはまた日常生活の低下や社会的活動の減少につながります。

この時期の患者さんは同じ病気の仲間により大きな支えを得ます。治療の手順や治療によりどのようなことが起こるか、起こったことにどのように対処していったらよいかなどの具体的な情報交換から、患者さん同士でなければわからない気持ちの共有など、互いの支え合いが大きな力となります。

初期の治療が終わると、患者さんは日常生活に戻っていきます。とりあえず病気を克服した、危機を乗り越えた喜びをかみしめる一方、社会生活への復帰は、戸惑うことも多くあります。健康な人の中に戻っていくことで、機能障害や外見上の変化が喪失として強く認識されます。身体の喪失は少なくても、がんの患者ということで周囲に過剰に意識されたり、家庭や社会での役割が変化したり、そのことに疎外感を感じ、抑うつ的となることがあります。また、再発や転移への不安は常につきまとい、ときには強い恐怖感となります。退院後、患者さんは経過観察のため定期的な外来通院を行います。時が経つにつれ、不安や恐怖は弱まり、再び適応していきますが、定期検査のたびに不安は生じます。定期検査の間隔が長くなることは、病気の終息という思いにつながる一方、間隔があくことで病状の変化や再発・転移の発見が遅れるのではないかとの不安につながります。

再発・転移

一部の患者さんはこのあと再発や転移を経験します。再発・転移を告げられた衝撃は、がんの診断を受けたとき以上であると多くの患者さんは述べています。初期診断の際に病名を告知されることは衝撃ではありますが、これから治療すれば治るとの希望をもって治療に臨みます。しかし、再発・転移は、その治癒を目標とした治療であったはずのものがそうではなかったという、患者さんの治療に対する理解の修正を行わなければならず、より深刻です。治療がうまくいかなかったという失望感、憤り、怒り、もう治らないのではないか、医療者から見放されるのではないかという恐れ、そして新たな身体症状の出現による苦痛や障害など、再発時の精神的な動揺は、より大きなものとなります。

進行期

病状が次第に進行してくると、さまざまな症状が出現し、日常生活に支障をきたすようになります。当然のことながら、患者さんの精神状態は、その日その日の体調に大きく影響を受けるため、身体症状のコントロールは非常に重要となります。自力でできないことが増えるにつれ、家族や周囲の人への気兼ねや負い目など心理的な苦痛もともなってきます。病状の進行による予期せぬ症状の出現、それにともなう身体的な苦痛の中で、死をあらためて意識します。多くの不確実なことがらへ対応を迫られ、患者さんは消耗し、無気力・無感動となり、引きこもることもあります。

終末期

医学の目覚ましい進歩にもかかわらず、がんが命を脅かす病であることにかわりはありません。死に臨んでいる患者さんは、周囲の状況を敏感に感じ取っています。さまざまな身体症状による苦痛と、自制を失うこと、愛する人々との別れ、身体機能を失うことなど多くの喪失体験を重ね、孤独感を増していくとされています。終末期には「孤立させないこと」「個別性を尊重すること」の重要性が繰り返し指摘されています。

6 患者さんの支援とカウンセリング

個別カウンセリング

がん患者さんはその経過の中で、身体的、精神的にさまざまな困難とそれにともなう問題をもちます。個別カウンセリングの目的は、がんという病気そのもの、がんによる病状の変化、がんになったことによって引き起こされた変化など、がんにともなって生じたさまざまなことに関するこころの苦痛を和らげ、患者さんにとっての病気の意味づけ、病気やそれにともなって起こった出来事を自分自身のものとして受け止めていく過程に寄り添い、支援することにあります。

がんを疑い、受診・精査、診断、初期治療にいたる過程、そして再発・転移、終末期にいたる過程においては個別のカウンセリングが望ましいとされます。

また、特に適応障害、不安障害、大うつ病などの場合には、精神科的な治療とともに、必要に応じ並行して個別カウンセリングを行っていきます。

がん患者さんへの個別カウンセリングの基本は、傾聴です。患者さんの語ることに耳を傾け、語られたことを受けとめ、共感、支持すること、ときにそれはカウンセラー対患者を超えたひとりの人間対人間の関係であることもあります。そして、患者さんの状態に応じた柔軟な対応とより個別性を尊重した対応が求められます。

グループ療法

欧米諸国では、複数のがん患者さんを対象としたグループ療法として、さまざまな試みがなされています。参加者が自由な話し合いを通して、気持ちを出し合うことを重視したプログラムや、構造化されたプログラムに沿って計画的に展開されるものなど、目的によってその内容は異なります。

日本でも、がん患者さんに対するグループ療法がいくつか行われ、その効果が報告されています[(1)(2)(5)]。

がん患者さん（家族を含む）を対象として行われるグループ療法は、治療の過程の中で、あるいは寛解期や治癒した場合でもつきまとう「がんとつき合う重さ」への取り組み方に目標がおかれていますが、その基本となる考え方として以下の点が挙げられます。

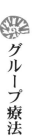

①気持ちを表し、仲間と共感し合う機会を得る
②がん、およびがんの治療に関する情報を得る
③ストレスを軽くする具体的な方法を知り、体験する

このようなグループ療法では、参加者による相互支援や、同じ病気をもつ者としての共感および情報交換などが行われます。[14] またサドック[10]は、自己の外にある世界を客観的に評価できる能力を養う点も挙げています。最近では、がん診療を行っている拠点病院にがんサロンがおかれ、患者さんや家族が集う場となっています。

7 家族の心理・社会的背景の理解

がんの経過の中で、患者さんは常に家族の助けを必要とする状況にあります。また、家族は医療者からも患者ケアの重要な担い手であることを期待されます。しかし、患者さんと同じく家族にもさまざまな心理反応が生じると報告されていることから、佐伯[11]は、家族を「第二の患者」(second-order patient)として位置づけることの必要性を述べています。家族の支援においては、まずおのおのの家族の心理・社会的な背景を理解することが求められます。

予期的悲嘆

がんなど生命に関わる重篤な病気の場合、患者さん本人よりもまず家族に対して病名や病状の説明が行われることが、いまだに少なくありません。[8] 病気を知らされた家族は、大切な人を失うかもしれないという、大き

な深い悲しみをともなう危機的な出来事に直面します。これからどうしたらよいのか、まず何をしたらよいのか、家族だけで途方に暮れることが多くあります。特に、病気がすでに進行した状態であると、家族の不安はより強いものとなります。

愛する人との永遠の別れなど、喪失を予期して嘆き悲しむことを「予期的悲嘆」といい、死別に対するこころの準備を整え、死が現実になったとき、その衝撃や悲嘆を少しでも軽くするのに役立つといわれています[13]。家族は患者さんの病名、病状とともに、近い将来患者さんが死をまぬがれられないと医師より告げられた時点から、予期的悲嘆のプロセスを歩むことになります。

患者さんの病状による揺れ動き

家族の気持ちは、当然のことながら、患者さんの病状、心理状態に左右されます。患者さんの病状が変化していく現実を受け入れ、そのときの患者さんの気持ちに添っていくことは、大変なエネルギーを必要とすることです。家族は患者さんの病状に一喜一憂し、しかし厳しい現実を受け入れていかなければなりません。

病状の変化だけでなく、病気の進行にともなう患者さん自身の変化を認めることも、ときに家族にとってはつらいことです。外見の変化のみならず、「元気なころにはこんなではなかった」と思われるような、患者さんの行為や人格の変化を目のあたりにして、家族は驚き、そして悲しみ、どのように対処してよいのかと戸惑います。家族は誰に自分の気持ちを理解してもらえばよいのかわからず、ひとりで悩んでいることも多くあります。患者さんから苦痛を訴えられたり、怒りを向けられたりすることで、自分の無力さを感じ、罪悪感をもつこともあります。

家族関係と家族内力動

現代社会における家族のあり方は多様性に富んでいます。特に終末期には家族および家族関係がさまざまな様相をみせ、家族をめぐる大きな現実的問題が表面化しやすくなります。遺産や相続の問題、それにともなう遺言書の問題、患者さんを取りまく複雑な家族ダイナミクスの中での看取りの問題など、それまでは予想もしなかったようなことが露呈することがあります。

家族のケアは、現在の悲嘆、苦悩の緩和のみならず、死別後の悲嘆のプロセスを順調に経過させるためにも非常に重要です。

死別後のケア

ひとりの人間の死とそれにいたるプロセスは、周囲の人にもさまざまな波紋を広げます。特に家族にとって、大切な肉親を失う体験は厳しい試練です。大切な人を亡くした人へのケアは「グリーフ（悲嘆）・ケア」(grief care)、または「ビリーブメント（死別）・ケア」(bereavement care) と呼ばれています。

死別によって経験される悲嘆反応は誰しもが経験しうる正常な反応です。このような「通常の悲嘆」として以下のような反応があります。[12]

①**感情的反応**：抑うつ、絶望、悲しみ、落胆、不安、恐怖、罪責感、怒り、苛立ち、楽しみの喪失、孤独感、思慕、ショック、無感覚

②**認知的反応**：故人を思うことへの没頭、侵入的反すう、故人の現存感、抑圧、否認、自尊心の低下、自己非難、無力感、絶望感、非現実感、記憶力や集中力の低下

③**行動的反応**：動揺、緊張、落ち着かない、疲労、過活動、探索行動、涙を流す、むせび泣く、泣き叫ぶ、社会的引きこもり

④**生理的・身体的反応**：食欲不振、睡眠障害、活力の喪失、消耗、身体愁訴、故人の症状に類似した身体愁訴、免疫機能や内分泌機能の変化、病気へのかかりやすさ

愛する人の死を体験したとき、残された人が死別の現実を受け入れ、適応していく過程は「悲嘆のプロセス」と呼ばれ、多くの人は立ち直りまでにおよそ1年を要するといわれています。

死別によって引き起こされる感情は悲しみが大半を占めますが、そればかりではなく、十分に看護できなかったという後悔や死者に対する罪の意識など、さまざまな感情が交錯することが多くあります。死の直後の数週間から数カ月にわたる大きな危機の時期を越えると、大部分の人はその後、悲しみを自分なりの解決の方向へと導いていきます。

死別の悲しみは病気ではありません。喪失に対する健全な反応です。しかし、身体的・精神的に病気になる人もいます。悲しみが正常な経過をたどらずに病的となっている兆候を見過ごし、早期に手当てがなされない場合に、重い抑うつや種々の精神症状、心気症症状、身体的問題などの「遷延性悲嘆障害」と呼ばれる状態に陥ることがあります。

死別後の家族に対する援助は、わが国ではまだあまり行われてはいません。悲しみは時が癒してくれるものであるとの考え方が一般的にされています。しかし、死別体験者の語り合いの会や電話による死別後の相談、遺族自身によるセルフ・ヘルプ・グループ、親を亡くしたこどもの会などの活動も行われ始めてきています。

また、がん医療機関における「家族ケア外来」（国立がん研究センター中央病院）や「家族外来・遺族外来」（埼玉医科大学国際医療センター）が実施されています。

推薦図書

明智龍男（二〇〇三）『がんとこころのケア』日本放送出版協会

がんとこころの関係について研究する学問「サイコオンコロジー」についてわかりやすく解説されています。医学が進歩した今日でも、がんは命を脅かす病気であるとの事実があります。がんであることを伝えられたとき、あるいは治療の過程で、こころはどのように感じるのか、患者だけでなく、家族のこころにはどのような影響を与えているのか、またそのときの対処の方法やがんとの上手なつき合い方の提案がされています。

第6章 がんの治療を受ける子どもをいかに支えるか

【佐藤聡美】

1 はじめに

子どもにもがんという病気があることをご存知ですか。最近は大人のがんがクローズアップされていますが、子どもでもがんになることはあるのです。小児がんは大人のがんより人数が少ないとはいえ、日本では年間2500人ほどの子どもたちが罹患します。[1] 47都道府県で単純に割っても1エリアで約53人の子どもたちが、毎年、治療を頑張って受けている計算になります。実際にはそのように平均的に分布はしていないのですが、あなたの地域にもがんの治療を受けているお子さんは確かにいるのです。

「がん」という病名自体は有名ですが、それは幾百もある「悪性腫瘍」（細胞ががん化して増殖する）という病気の総称です。多くの人はがんと聞くと、身体に悪い細胞が増殖し、腫瘍という固まりをつくるイメージをもっているかもしれません。そのような悪性の固まりを固形腫瘍といい、子どものがんのうちの半分を占めま

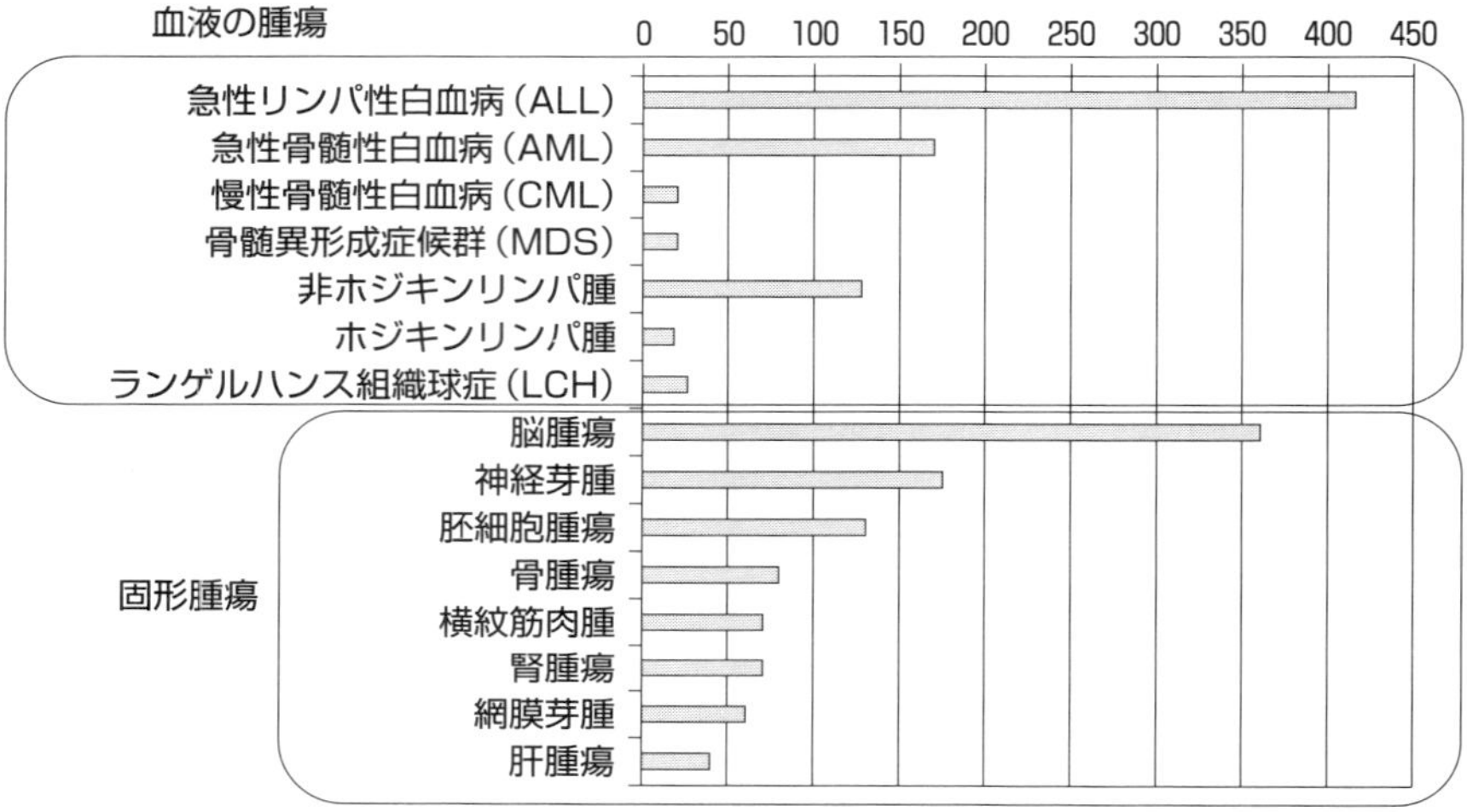

図6-1　小児がんの年間発症例数
（大阪府地域がん登録等より推定）

す（**図6-1**）。残りの半分は血をつくる細胞ががん化してできる、必ずしも固まりをつくらない白血病のような血液の腫瘍です。血液の腫瘍に対しては全身に行き渡らせる薬の治療（化学療法）が主になります。さらに強力な治療には骨髄移植（造血幹細胞移植）があります。一方、固形腫瘍の場合は薬だけでなく、放射線を当てて腫瘍を小さくしたり、手術で直接その固まりを取り除いたりする治療が必要です。このように子どものがんといっても、種類が異なれば受けている治療法も違うので、それに応じて、子どもと家族への心理的支援も変わってきます。

たとえば、血液の腫瘍で薬の治療しか受けていない場合と、固形腫瘍で薬と放射線治療と手術を受けている場合とでは、入院期間の長さも治療にともなう副作用のつらさも異なります。骨髄移植を受けるとなれば、子どもも家族も、身体的にも心理的にも大変な状態を経験します。入院期間が長いほど、子どもに付き添う親も心配と疲れが増すでしょう。受ける治療が多いほど、子どもも不快な症状や副作用に悩まされるでしょう。医療者は病気の治りやすさから子どもと家族への関わりを組み立てがちですが、ここで大事なのは、子どもと家族は病気の治りやすさに関わらず、がんになったことを人生における最大の困難として受け止めているということです。

白血病の中でも一番負担の少ない治療を受けた子どもの母親が、「みんな（医療者）から『一番軽いから大丈夫』って言われて、退院後は何のケアも特にすることなく過ごしてきましたけど、それもそれで心配です」と5年経ってから言いました。このように「大丈夫」という言葉は必ずしも安心にはつながらないのです。その子と親の人生にとっては決して軽くない出来事だからです。それではどうしたらよいのかについて、次項で考えていきたいと思います。

2　小児がんの歴史——静かなる生存

先ほどの母親のように、がんの治療後に何のケアもしてこなかったというのは、珍しいことではありません。それは、これまでの小児がんの治療の歴史とも関係しています。もともと小児がん治療における目標は救命が第一でした。事実、40年前であれば、がんになった多くの子どもたちは大人になる前に亡くなっていたからです。その意味では、がんはやはり致命的な病気だったのです。そのため医療者の側も、心理的な支援は救命の次だったのかもしれません。また、病院の中も多職種による連携が今ほど進んでいなかったため、子どもと家族に関わるのは医師と看護師しかいませんでした。病院に臨床心理士がいたとしても、小児がんを専門とする人はほとんどいませんでした。

それでは、退院した子どもと家族が、さまざまな支援の必要性を社会に向けて発信したかというと、そういう事態にもなりませんでした。なぜなら、助かった少数の子どもと家族ほど、周りに偏見をもたれることを避けたかったため、支援を要請するよりも、何事もなかったかのように社会に適応して生活することを望みました。特に、子ども本人が幼いころの入院治療を覚えていない場合、親は子どもにがんの治療を受けさせたことを伏せて生活していくこともありました。そうすると、親は退院後、子どもに病名を悟らせるような外来受診をさせたくはありません。また、医療者も治った子にわざわざ外来受診をさせる必要も感じていませんでした。さらに小学校に入って、治療を受けた子の外見や能力が健常児とあまり変わらないように見える場合には、いわゆる「普通の子」に交じって「普通の子」のように生きていくのが、治療後の子どもたちの適応戦略のひとつでした。つまり、社会に適応していくために選択されたのは「静かなる生存」だったといえます。

3 命が助かってからの課題

しかし今では、薬の開発や治療技術が発達したおかげで、助かる子どもたちが増えてきました。たとえば白血病は、今ではおよそ90％近くの子どもたちが助かります[1]。退院した子どもたちは、その後学校に戻り、卒業後は一般の人と同じように、社会人として働くようになりました。このような状況では、「普通の子」戦略は功を奏しているように見えます。ところが、ある子どもたちは非常に疲れやすく、社会人になってからも8時間の勤務に耐えられません。また、別の子どもたちはテキパキと作業をすることができません。学校と違って、会社はあまり休みすぎると「根性が足りない」とか「勤労意欲がない」などとみなすので、仕事を辞めざるをえない人も出てきます。

要するに、がんの治療の進歩によってせっかく助かる子どもが増えたのに、その分、新しい課題が生まれています。ある割合の子どもたちは、がんの治療を終えて数年経ってから学校や社会に適応するのに苦戦するようになっているのです。小児医療の現場でも、治療後の子どもたちの困難はその子に限った問題だととらえられたり、職場の問題は医療では解決できないと考えられたりしてきました。子どもたちのがんは確かに治っていたからです。家族が医療者や教育者に相談しても「勉強についていけないのは、学校を長い間欠席していたから、仕方ないのかもしれない」や「仕事にはそのうち慣れていけるよ」などと言われることもありました。「がんは治っている」という前提が、医療者も含め、子どもに関わるすべての人に「ほかに問題はないはずだ」と思わせてしまっていたのかもしれません。ですから、親は子どもに病気の治療をしたことを伏せて生活し、「大丈夫」という言葉を信じて過ごしてきました。しかし、残念ながら、がんを治すために行った強力な治療の影響は、その後の子どもたちの成長に少なからず影響を及ぼしていたのです。近年になって、さまざまな研究によりそのことがようやく明らかになってきました。

4　科学的なアプローチ

実際、子どもたちの慢性的な疲れやすさも、作業が少し遅いことも、幼いときに受けた治療の影響であることがわかってきました[2]。このように、治療のあと、何年も経ってから出てくる影響を晩期合併症と呼びます。しかも、本人が晩期合併症について知らされていない場合、なぜ自分はほかの人と同じように働けないのだろう、と苦悩していることがあります。その一方で、親は子どもに生きてほしいと思って治療を受けさせたのに、大人になってから「生きているのがつらい」と言う子どもを前にして困惑することがあります。親が子どものために良かれと思って病気のことを伏せたのに、そのようなことを言われると、子どもにどのように接したらよいのかわからなくなります。がんの治療を受けたという事実は、子ども本人が引き受けていかなければならないことなのです。そのことを親と医療者は痛感し始めています。

たとえば、白血病などに使われるメソトレキセートという薬があります。この薬のおかげで、90％近くの子どもの命が助かるようになったのですが、がんの細胞だけでなく、脳の神経細胞にもダメージを与えている可

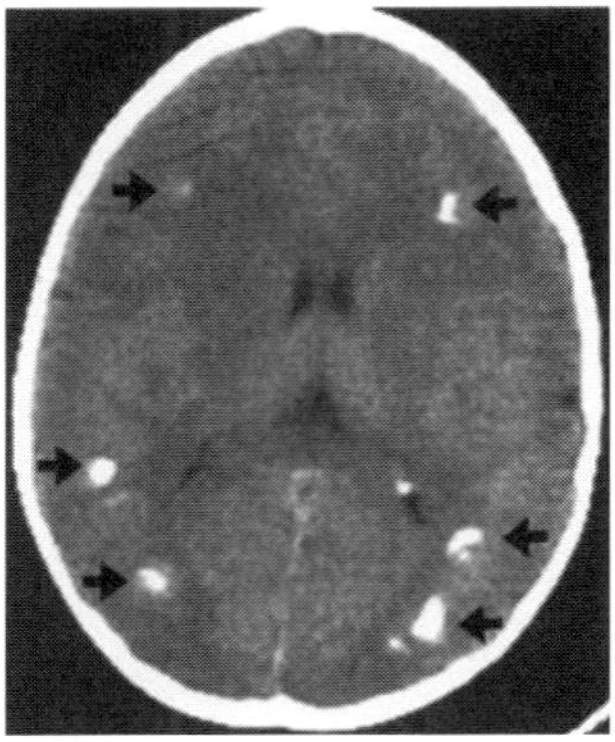

皮質下の石灰化
luvone L, et al. Cancer 95, 2562-2570 (2002)

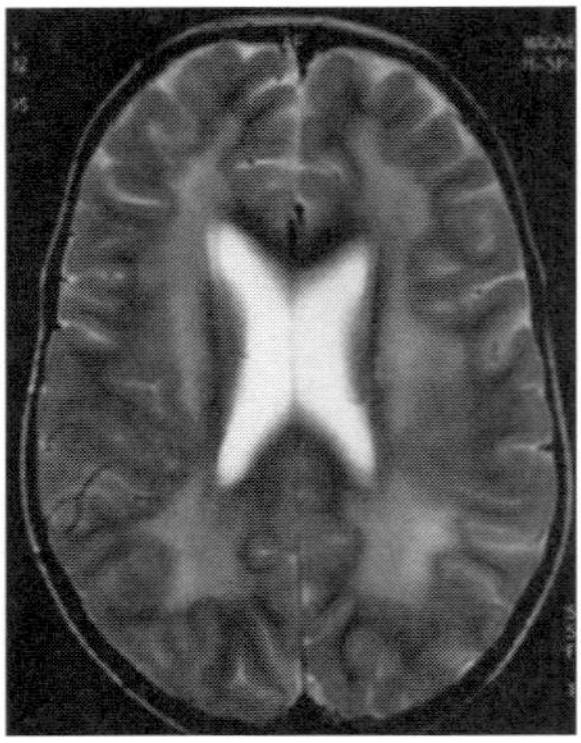

白質高信号
Lövblad K-O, et al. Pediatr Radiol 28, 86-91 (1998)

図6-2　メソトレキセートによる画像変化

能性が指摘されています（図6-2）。また、脳腫瘍の子どもたちの頭に放射線を当てることにより、腫瘍は小さくできても、脳の神経細胞の石灰化や細胞の生まれ変わりを鈍くしているという報告もあります(4)(5)。それらの結果、子どもの知的な能力が低下するおそれがあると懸念されています。子どもの脳は成長途中にあるため、脳の神経細胞は薬や手術や放射線の影響を受けやすいと推測されています。同じがん治療でも、大人の場合は脳の発達が完了しているため、そこまで問題視されていません。子どもたちは半年以上の長期入院により学校の勉強が遅れていきます。ただでさえ学業の遅れが心配なのに、そこに治療の影響が重なってくるとなると、学校生活への適応は、子どものやる気など気持ちの持ちようだけで対処することは、到底できません。そのため、医療者や教育者が表面的に見える症状や苦労についてのみ本人の話を傾聴していても、問題は解決しないのです。

そこで、私たち臨床心理士は、子どもたちの「考える力」を適切に測定し始めています。そうすることによって、確かにいくつかの能力がやや乏しくなっていたり、苦手な領域ができていたりする子どもを見つけられるようになりました。たとえば作業が遅かったり、集中力が切れてしまったりする子がいます。そのような子どもたちが教育支援と合理的（教育的）な配慮を受けられるように、あるいは知能検査の結果を個別の教育指導計画に反映させるように、教育関係者に依頼しています。また、知能検査により明らかになる、「考える力」の程度とパターンに応じた学習方法も提案することができます。この環境調整により、自信喪失というような子どもたちの気持ちの問題もかなり緩和されます。

このように、学校や社会への適応に苦戦する子どもたちに対して、見た目の印象や精神論で諭そうとするのではなく、困難について科学的にアプローチすることによって、子どもたちの抱える本当の困難が見えてくるのです。がんの治療に関わらず、特に「やろうとしてもできない」子どもたちを見かけたら、本人のやる気の問題として決めつけるのではなく、科学的にアプローチすることによって、環境の改善や教育支援で伸ばせる能力はかなりあることがわかります。

5　社会の力を借りて自立する戦略へ

先に述べた晩期合併症の存在は、入院治療にも変化を与えています。入院中に治療を進めるのは重要ですが、同時に、退院後の晩期合併症の程度を見据えて将来の計画を修正していく必要が出てきます。その修正の幅は、晩期合併症の程度によって決まります。つまり、晩期合併症の影響が退院後の生活に強く出ないように環境を調整するのですが、それでも避けられない影響については明確に支援や配慮を求める必要があります。全身や脳に強い治療を行っている場合は、知的な能力に対する懸念だけでなく、二次性徴を順調に迎えられなかったり、妊娠が難しくなったりすることがあります。また、歯が育ちにくかったり、身長の伸びが緩やかだったりすることもあります。つまり、がんの治療を行ったために発達が遅れるように見えるかもしれません。そのため、入院中から臨床心理士とともに退院後の人生設計を立てることがきわめて重要なのです。その過程こそがカウンセリングであり、こころのケアでもあるといえます。漠然とした不安や心配を抱えたまま子どもと家族で無防備に病院の外の世界に戻るのではなく、治療を受けた子どもと家族として、新しい人生設計と作戦をもって退院していくのです。

さらに付け加えるならば、近年、晩期合併症の実態が明らかになるにつれ、「普通の子」戦略は行き詰まりをみせています。欧米の数々の研究が、治療後に子どもたちが体験する困難は精神的なものではなく、治療の影響かもしれないと報告するようになったからです。[3] 大人になってからも現れる不調が治療の影響であるのならば、やみくもに「普通の子」として学校や社会になじむことをめざすのではなく、「治療を経験した子」として自分でも積極的に困難へ対処できるようになるほうが望ましいのではないか、と欧米の専門家から提唱されるようになったのです。さらに、合併症の種類によっては、学校や企業に配慮を求めたほうが本人の能力が発揮される例も出てきました。これにともない、親も子も晩期合併症に配慮した環境調整を求めるために声をあげるようになってきました。静かに生活していたかった家族も、社会の協力を得て子どもの心身の不調をケアしながら生活していくほうが、子どもの自立をめざしやすいと考えるようになってきたのです。まさに今、「静かなる生存」から社会の力を借りて自立する戦略に大きく転換しつつあるのです。

6 誰かのために役に立つ人生

社会の力を借りて自立することは、入院中の子どもたちでさえ無縁ではありません。長期にわたって、がんの治療を受けなければならない子どもたちは、医師、看護師、教員だけでなく、友だち、近所の人など多くの人に助けてもらっていることを知っています。つまり、「ありがとう」と言う回数が一般のお子さんより圧倒的に多いわけです。亡くなる3日前に、「私が病気にならなかったら、パパとママはもっと普通の生活ができたよね」とぽつりと言った子どももいました。それくらい健気な子どもたちですが、ときどき大人が驚くような行動をとります。

難治性の腎臓がんを発症して入院した伊藤義希さん（当時17歳）は、２０１４年に県知事に手紙を書きました。学校に行けないつらさ、入院生活の孤独さを便箋2枚につづり、「デザインの勉強がしたい」「今後入院してくる高校生が私のような思いをしなくてすみます」と院内学級の高等部の設置を要望しました。高校教育は義務教育ではないため、高校生で入院すると病院の中ではあまり教育を受けられません。彼は手紙を書く半年ほど前に「治る見込みはない」と主治医から知らされ、自分が残せるものを真剣に考え行動を起こしました。伊藤さんの求めに応じ、週3回、1回2時間を上限に、教員が希望科目の指導をする派遣制度が新設されました。その後、本人は亡くなりましたが、彼は社会に多大なる貢献をしました。彼に送られた「ありがとう」という感謝の言葉は今でも生きています。

また、ある子ども病院の中にある学校では、入院中であっても図書係や保健係などの係活動がある生徒会がつくられています。そこで生徒会長に立候補した白血病の治療中の子は、ある日テレビで見た海外の恵まれない子どもたちがかわいそうだと思いました。そこで、生徒会の仲間と一緒に、病院の受付前で募金箱を持って立ち、募金を集めて回りました。医師や看護師、患者さんからも募金をもらい、彼らは集まった募金をすべてユニセフに寄付したのです。

自分たちががんの治療を受けている最中でも、子どもたちは誰かのために行動を起こします。これほど勇気のある生き方はありません。彼らは誰かの役に立つことで、同様に、自分たちの生を充実させているのです。

誰かのために役に立つというのは、「社会適応」の本質的な部分を突いていると思います。伊藤さんによる高等部の設置や生徒会による募金の例は、背景に家族や医療者や教育者の支えがあったのは言うまでもありません。子どもたちが誰かを助けられるように、大人がさりげなく力を貸しています。そのような姿から、私たちは多くのことを学ぶのではないでしょうか。

7　まとめ

以上のように、がんの治療のために長く入院する子どもたちには、科学的な分析と理論に基づいたカウンセリングを通して、社会に適応できるように心理的な援助がなされます。たとえ子どもの気持ちの浮き沈みに原因があるように思われる相談であっても、気持ちの変化にのみ注目するのではなく、「科学的にアプローチする」ことが重要になってきます。気分の落ち込みでさえ治療の副作用であることがあるからです。また、臨床心理士による心理的な援助は「考える力」の検査とカウンセリングに特化しますが、こころのケア自体はすべての職種に求められる行為でもあります。

子どもたちは、がんの治療を受けた後に学校に戻り、積極的に社会に適応していく必要があります。これは病院の中の生活に慣れてしまうと見えにくくなりますが、楽しい学校生活や進学や就職はすべて病院の外で起きるのです。したがって、入院中から病院の外での生活が順調に進むよう環境を調整し、人生の設計を新たにしておくことは重要です。晩期合併症が懸念されるのならば、なおさら早くに社会適応できるような計画を立てて、実行のほうに時間を費やしたほうが有利だと思われます。

そして、「誰かの役に立つ」ことで、子どもも社会において重要な一員であることを身をもって体験します。「社会に適応する」というのは、教育や就労の支援を得ることだけでなく、広い意味では、世の中に貢献する喜びを知ることだと考えられます。ですから、「ありがとう」と発する場面の多い子どもたちにとって、「ありがとう」と言ってもらえる体験をすることはとても大切なのです。

今回は、がんの治療を受けた子どもたちをモデルにしましたが、「困っていることに対して科学的にアプローチしてみること」「早くから人生設計を修正していくこと」「人の役に立つこと」は、私たちの生活の彩りもよくするものと思われます。これらは誰にでもできることですから、ぜひ試してみてください。

幼いころにがんの治療を受けた人たちが大人になってから口々に同じようなことを私に言いました。「病気になったことは不運ではあったけれど、決して不幸ではない」と。

第7章 周産期医療とこころの支援
――妊娠・出産・赤ちゃんの育ちをめぐって

【橋本洋子】

1 はじめに

周産期とは、文字通り出産をめぐる時、つまり妊娠・出産・育児にかかわる期間を指します。というと、もしかしたら、出産をする女性だけに関係のある時と思われるかもしれませんが、実は、誰もが、一度は周産期を経験しています。私たちは、皆、赤ちゃんとして周産期を通ってきているのです。赤ちゃんのときのことを憶えている人はあまりいないでしょう。確かに、言葉やエピソードとして想起できる記憶は、2～3歳以降なのかもしれませんが、情動や身体のレベルの記憶は深いところに残っていると言われています。赤ちゃんとしての周産期の記憶を深いところにもちながら、多くの人は再び周産期を体験することになります。産む母として周産期を体験する人もいれば、そのパートナーとして、あるいは、親子を支える人として体験する人たちもいます。出産をする女性だけではなく、すべての親子の始まりの時として重要な意味をもつ周産期について考えてみましょう。

この章では、ＮＩＣＵ（新生児集中治療管理室）をはじめとする周産期医療の場でのこころの支援についてお話しすることになります。しかし、特別な医療を必要としない妊娠・出産・育児であっても、こころの支援は必要です。また、高度な医療を必要とする場合でも、自然の営みとしての周産期を支えることが大切な課題になります。他の診療科であったら、「まず病気の治療をして、それからこころのことを考えましょう」ということは合理的であるかもしれませんが、周産期というのは親子が育っていくうえで「待った」の利かない時期でもあるのです。最初に、周産期という時がどのような特徴をもつのかを考え、なぜ「待った」の利かない時期なのかを知っていただきましょう。それから、原始のころより「自然の営み」であった周産期が「医療の対象」となってきた道程をたどり、周産期医療の場でのこころの支援の実際についてお話ししていこうと思います。

2　周産期の特徴

周産期は出会いの時

周産期は、医学用語としての定義や医療統計上では、妊娠22週から出産７日目までを言います。ですが、このころの周産期は、妊娠に気づいた時点に始まると考えていいと思います。母親の側から見れば妊娠期から出産をはさんで産褥期・育児期と呼ばれ、子どもの側から見ると胎児期から出生をはさんで新生児期・乳児期と呼ばれる期間を合わせて、周産期ととらえることができます。周産期とは、母親と赤ちゃんという二つの焦点をもつ時期なのです。

周産期にあって、赤ちゃんは親をはじめとする世界と出会い、活発な相互交流を行いながらこころの土台を形作っていきます。生まれたばかりの赤ちゃんは、目も見えないし、耳も聴こえないし、ただおっぱいを飲んで眠っているだけだと、かつては考えられていました。たとえば、分離個体化理論で名高いマーラー[6]は、生後の2カ月を「正常な自閉段階」と名づけて、「新生児は外部刺激に対する生得的な無反応性を示し、半睡眠・半覚醒状態で1日を過ごす」と述べています。しかし、実際に赤ちゃんと接する母親の多くは、直観的に、赤ちゃんは見える・聴こえる・応答できる存在であるとして自然に接していたのではないかと思います。その後の乳幼児研究の目覚しい進歩によって、赤ちゃんは出産直後から基本的な感覚能力をすべてもっていて、自分から環境に働きかけることもできることが明らかにされました。そして、さらに、胎児期からそれらの発達が始まっていることもわかってきています[7][9]。

一方、母親は、産みさえすれば親になれるわけではなく、育児知識や技術を習得すればその子にふさわしい育児ができるわけでもありません。赤ちゃんと出会うことで、育てる力を引き出されるように、親となり、親として育つのです。親になるということは、それまでの「自分」という枠には収まりきれない「自分」を体験することなのかもしれません。妊娠・出産・育児という一連の営みを通して、自分自身の身体やこころと出会い、赤ちゃんと出会い、周囲の人々と出会いなおしながら、母親は親になっていきます。父親は、母子を支える環境であると同時に、赤ちゃんと出会うことで、やはり親として育つことができます。そして、そのとき、家族も新しい家族として育っていくのです。

親子の出会いは、おそらく妊娠を知った時点に始まり、出産直後から、皮膚接触や音声による響き合い、見つめ合いなどを通して、身体性に根差したコミュニケーションが生じます。私は出産直後の母子の交流をビデオ撮影したことがありますが、最初はぎこちない抱っこだったところから、分刻みで母子のリズムが調和し、見つめ合い、赤ちゃんが自分の力でおっぱいを探し出して吸いつく様子を映像にすることができました。トレヴァーセンは「人類は人に対して人間らしく反応したり、自らを表現したりするメカニズムを生まれつきもっている」と述べていますが[12]、まさにそれを実感する映像となっています。出産直後の接触が難しい場合でも、その後の抱っこや授乳を通して同じように母子は出会い、関係を育みます。父親も赤ちゃんと過ごす時をもつことで、同様に関係を育てることができます。

周産期は危機をはらむ時

周産期は、過ぎてしまえばあっという間の短い時間のように思われがちですが、まっただ中にいる母親にとっては先の見えない長いトンネルのように感じられ、実際にも、さまざまな危機をはらむ時であると言えます。

周産期は、まず「生命の危機」を内包しています。かつて、出産は、母親にとっても赤ちゃんにとっても命がけの出来事でした。つい2、3世代前まで、出産の無事は、神仏に祈るしか方法がなかったのです。次の節で見るように、医療技術の進歩と周産期医療体制の整備が進んだことで、日本の新生児死亡率は世界一低くなりました。それでも、他の時期に比較すれば周産期の死亡率は高く、誕生と死が隣り合わせの時期であることに変わりはありません。

周産期とは「こころの危機」が潜む時期でもあります。親は、「育てられる者」から「育てる者」へという存在様式の激変する時期[13]にあって、人として大きく成長するチャンスを得ますが、同時に、意識する・しないに関わらず、誰しもが深い闇を覗き込む経験をしています。産後うつ病は、日本でも10～20％もの高率で発生していると言われ、産後うつ病以外にも精神科治療が必要な事例は多く見られます[15]。けれども、それは特別な人の特別な状態ではありませんし、精神科治療の必要はなくても、通常の自分からは考えられない混乱を体験する親は多いのではないかと思われます。また、近年は、遺伝子の発現に環境要因が関与するという研究がさかんに行われ、子どものこころの発達にとっても周産期はクリティカルな時であることが明らかになりつつあります。

周産期とは出会いの時であると前に述べましたが、出会いが十分に守られていなければ、それだけで関係に困難を生じる可能性があります。「生命の危機」や「こころの危機」に連動して、「関係の危機」が生じやすいことも、周産期の特徴なのです。

しかし、実際には、困難に陥る個人や家族もあれば、困難をあまり意識化することなく周産期を通過していく場合も少なくありません。この違いは何でしょうか。親個人の資質や病理による違いもあるでしょうし、支える環境の問題も大きいと思います。それだけではなく、周産期というプロセス自体に困難がかくれていると考えられます。河合隼雄は、思春期について「誰しも深い谷を渡っていく危険な時であるが、多くの人は霧がかかっていて谷の深さに気づかないために難なく吊り橋を渡りきることができる。たまたま谷の深さを知ってしまった人にとっては、思春期を通り抜けることは非常に困難な仕事なのだ」と述べていますが[4]、周産期についてもまったく同じことが言えると思います。周産期とは、それ自体深い谷を渡っていく時でありますが、ウィニコットが「原初的母性的没頭[14]」と呼んだような周産期特有の意識状態が生じることによって、霧がかかるように、前意識的なレベルで親と子のプロセスが進行していきます。しかし、現代は、霧がかかるように周産期を過ごすことは難しい時代であるかもしれません。親自身の性格や病理の問題があったり、妊娠出産の経過に問題があったりする場合だけではなく、医療の進歩と情報量の多さによって霧が晴れてしまうという側面も無視できません。

3 周産期医療の進歩とこころの支援

周産期医療と当たり前のように言いますが、かつて、出産は医療の対象ではありませんでした。身近な女性たちやお産婆さんと呼ばれる人々に助けられながら、自宅で出産する女性が大半でした。生まれた赤ちゃんが小さかったり、病気をもっていたりしても、治療の対象とはならず、ろうそくの灯が燃え尽きるように、いのちが消えていったというのが、つい半世紀ほど前までの日本の姿です。何とか赤ちゃんのいのちを救いたいという思いが、日本の周産期医療の発展を推し進めてきました。

図7-1に見るように、１００年前の日本では、１０００人の赤ちゃんが生まれれば80人が新生児のうちに亡くなっていました。第二次大戦終戦直後の日本の新生児死亡率は１０００人中32名で、欧米諸国と比べると けた違いに高いものでした。それから10年を経た昭和30年代に、出産の場が自宅中心から病院中心へと移っていき、同じころ未熟児室などもでき始めました。昭和50年代には新生児集中治療が確立し、各地にＮＩＣＵが整備されました。このころから、日本の新生児死亡率は世界で一番低い水準に達しています。当初は、集中治療の必要な赤ちゃんが生まれてからＮＩＣＵに運ばれていましたが、おなかの中にいるうちに母体を搬送する方式が次第に定着し、産科医療と新生児医療が連携するかたちで周産期母子医療センターが各県に整備されることとなりました。[11]

ＮＩＣＵの第一の目的は、もちろん子どもの生命を救い、治療するところにあります。そのため、かつてのＮＩＣＵは治療環境としてしかとらえられていませんでした。ある新生児科医が、若いころの忘れられない経験を語ってくれたことがあります。早産で生まれ出生体重が１０００ｇに満たない赤ちゃんに対してほとんど寝ずに集中治療を続け、問題を残すこともなく退院にこぎつけたところ、治療が最優先される中で面会さえ叶

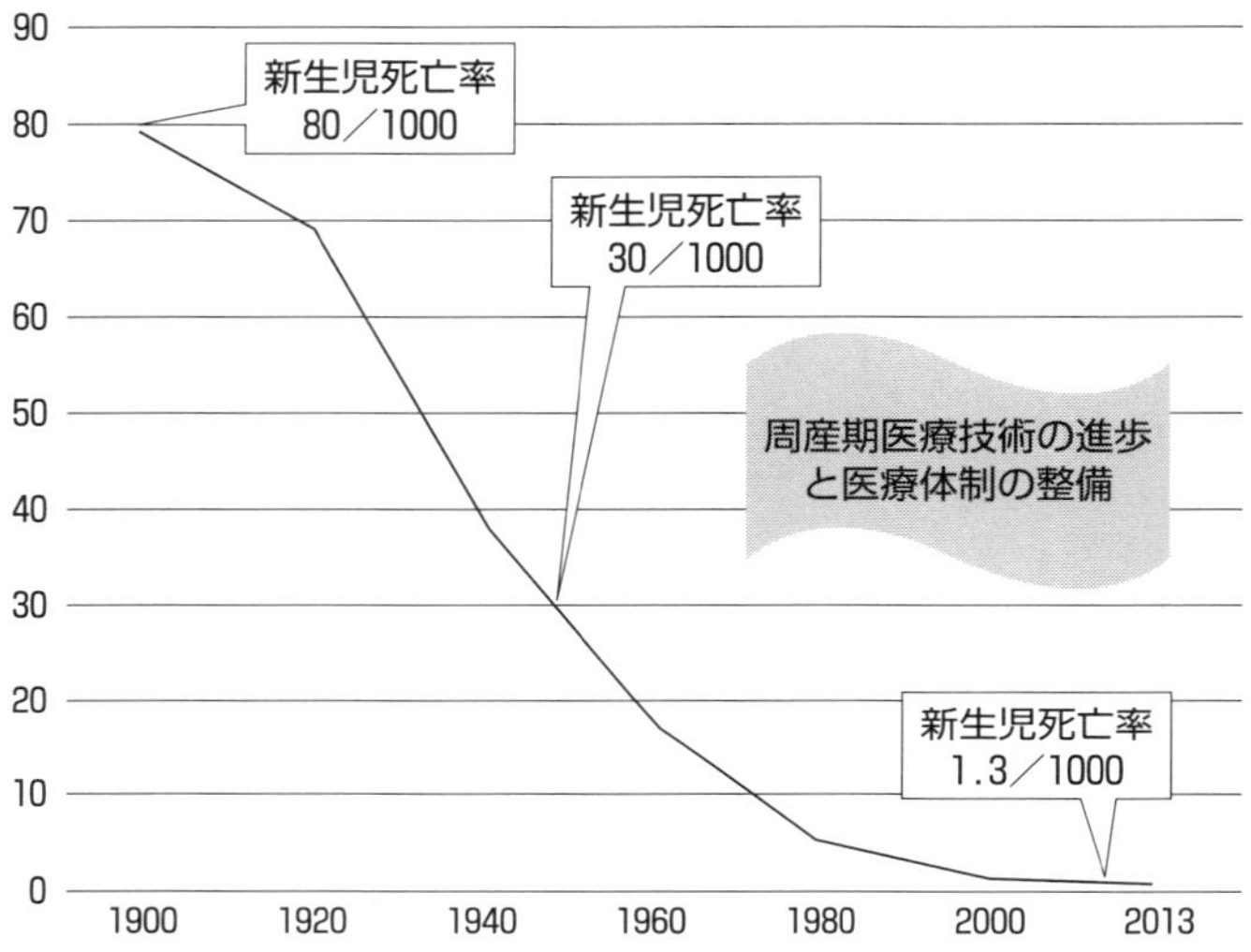

図7-1　わが国の新生児死亡率（出生1000対）の年次推移
（厚生労働省統計一覧　人口動態総覧〈率〉の年次推移より）

わなかった両親は、赤ちゃんの引き取りを拒否したのだそうです。新生児医療の黎明期にあって、同様の苦い体験をもつ医療従事者は少なくないようです。

今では、ＮＩＣＵが治療環境であるとともに、親子が親子になっていく自然の営みを守る育児環境でもあるという共通認識が進んできました。ＮＩＣＵ入院中にも、赤ちゃんは身体とこころを切り離せない存在として時々刻々育ち、親を中心とする世界との相互交流を通してこころの土台を築いていきます。そして、親も赤ちゃんと出会うことによって親となり親として育ち、そのとき、赤ちゃんを含めた新しい家族が生まれ育っていくのです。つまり、赤ちゃんの治療に加えて、赤ちゃんと家族をめぐる「自然の営み」を支えることが、周産期医療の使命だと言えます。そこに、心理学の寄与するところがあることを、次の節でお話ししていこうと思います。

出生後の赤ちゃんへの治療だけではなく、妊娠の段階から、医療技術の進歩は大きな影響をもたらしています。たとえば、不妊治療の領域では、２０１２年の統計によると、その年に生まれた子どもの27人に1人は、体外受精や顕微授精などの高度な生殖補助医療を経て出生しています[8]。また、胎児の疾患を診断する技術である出生前診断の技術的進歩も目覚ましく、社会に大きな波紋を広げています。胎児の診断を行うことによって、胎児を一人の患者として、胎内での治療を行うこともできるし、出産時にあわてないように、妊娠中から高度医療へとつなげることもできます。一方で、カップルが「産むか産まないか」を選択するための、情報提供を行うものともなります[2]。このことが女性やカップルに深刻な心理的葛藤をもたらすことは想像に難くありません。このように、妊娠から出産、その後の育児の期間を通して、こころの支援が求められる時代となりました。そして、妊娠・出産の当事者や医療者だけではなく、社会全体が、いのちをめぐって起きていることについて、真剣に考えなくてはいけない段階に来ているのではないかと思います。

4　周産期医療の場におけるこころの支援

ある事例

初めに、早産で赤ちゃんがＮＩＣＵに入院してしまい、精神的なバランスを崩して精神科に入院となった、春子さん（仮名）の事例を紹介しようと思います。春子さんは、精神科を退院後に私のところへ来談されました。「　」は春子さんのことばです。

20代後半の春子さんは、30代前半の夫との間の第1子秋ちゃん（仮名）を、妊娠25週のとき出生体重７００ｇで出産しました。妊娠経過は順調でしたが、「つわりがようやく終わるか終わらないかの頃」突然出血があり、ＮＩＣＵのある病院に運ばれて帝王切開で「何が何だかわからないままに」出産になってしまいました。

麻酔から覚めてぼんやりした状態のまま、車いすでＮＩＣＵに面会に行きましたが、「保育器の中の赤ちゃんを見たとき、自分の子なのに、可愛いと思えなかった。看護師さんにうながされても、さわれなかった……。見るのも怖かった」と、面接で語られています。初めての面会の後、「赤ちゃんに会うのが怖くなって」面会を拒みましたが、夜になると「私の赤ちゃんは死んでしまっているのでは」と、不安で不安でたまらなくなりました。ベッドから抜け出してＮＩＣＵへ行き、「面会させて」と懇願しましたが「スタッフは『面会時間外なので、面会できない』という一点張りだった」そうです。「泣き喚いて錯乱し、鎮静剤を打たれ、眠らされた」と春子さんは語ります。眠りから覚めると、春子さんは「あそこにいるのは、私の子ではない」と言い張り、何も食べず、夜も眠れなくなってしまいました。同じ病院の精神科を受診し、そのまま別の精神科病院に入院となりました。精神科病院では『赤ちゃんには会わせない。赤ちゃんの話をしない、聞かせない』という方針で、1カ月の入院期間中、薬でうつらうつら眠っていたそうです。

精神科病院退院の翌日に来談された春子さんは、げっそりとやせ、硬い表情で、うつろな目をしたまま、前述の経過を話しました。そして、抑揚のない語り口で「子どものことを、可愛いと思えない。もう、死んでしまったほうがいいと思っている」と、つぶやきました。心理面接では、ネガティブな思いをそのままに受け止め、そのような状況のもとでそのように感じるに至ることは十分了解できると支えました。春子さんは、少しずつ、ご自分に決して母性がないわけでも、秋ちゃんを愛していないわけでもないことに気づいていかれました。そのとき秋ちゃんはまだＮＩＣＵに入院中でしたので、私からもＮＩＣＵのスタッフに連絡をとり、スタッフのサポートを受けながら、ＮＩＣＵという場に守られて親子が過ごす時を、2カ月余もつことができました。秋ちゃんの成長とともに、春子さんはすっかり回復し、秋ちゃんの退院が決まりました。精神科治療は、秋ちゃん退院後1カ月で、服薬も通院も終了となりました。心理面接はその後も継続し、夫が子育てに参加しやすいようにと地方都市へ転勤することになって、終結しました。

それから3年後、一家は東京に戻り、再び私を訪ねてきてくれました。春子さんは、別人かと思うほどふっくらとして、顔色も良く、長い髪がつやつやとしていたのが印象的でした。秋ちゃんは、細めで、言葉の発達は少しゆっくりでしたが、前言語的コミュニケーションは豊かでした。「地方都市で一度だけ、精神的なバランスを崩したんです」と、春子さんは夫の顔を見ながら微笑みました。秋ちゃんが風邪から気管支炎を起こし、入院したときに「あのＮＩＣＵのときのように、おかしくなってしまったのです」と話されました。私が『あのときと同じですね。何か事が起きると、愛情は不安のかたちをとって表現されるのですよね』と述べると、春子さんは、目に涙をいっぱいためてうなずかれました。[1]

当時は心理士が介入していなかったＮＩＣＵでのできごとです。春子さん自身の病理的傾向を否定する立場にはありませんが、精神科診療が速やかに終了し、その後順調な日常生活を送っていることからも、早産による反応が大きいと考えてよいと思われます。それにしても、一歩間違えれば、1カ月も精神科病院に入院しなければならないほどの状態を引き起こしかねないのが、ＮＩＣＵに赤ちゃんが入院してしまったときの母親なのだということがわかっていただけるかと思います。前節で述べた吊り橋のたとえで言うならば、春子さんは橋から足を踏み外したと言えるかもしれません。救出はもちろん急務ですが、落ちないように、橋を渡る人にそっと同行することは可能ですし、より大切であると考えます。周産期のこころの支援の目指すところは、赤ちゃんと母親そして母子を含む家族が育っていく過程そのものを支えることです。それは、早期からのリアルタイムの支援が可能な、周産期医療の場の中にあってできることだと考えています。

周産期医療の場に心理士が「いる」ということ

最近では、テレビのドキュメンタリーやドラマでもＮＩＣＵが取り上げられていますので、保育器の並ぶ

ＮＩＣＵの様子をご存知の方も多いことでしょう。私が赤ちゃんと家族へのこころの支援を志し、初めてＮＩＣＵに入ったのは平成元年のこと、多くの病院で家族さえ15分くらいしか赤ちゃんに面会することができない時代でした。宇宙船の中のように機器が並び、スタッフが忙しそうに行き来する様子に、まず圧倒されました。たくさんのコードやチューブの先にむき出しの命のように横たわる小さな赤ちゃんを見て、心理士として何かができると思った自分の傲慢さを痛感しました。尻尾を巻いて退散しようとした、そのとき、保育器の前に同じように所在なさげにたたずむ女性に気づきました。それが他ならぬ赤ちゃんのお母さんだと知ったとき、私は心理士として無力なまま周産期医療の現場に「いる」ことの意味を見出しました。こころの支援というけれど、何か具体的なことをしたり、気の利いた言葉をかけたりすることではなく、傍らにいてそっとともに見守ること、赤ちゃんと家族の力を信じて、そこにいることの大切さを知ったのです。

２００４年、私は家族の会の協力を得てＮＩＣＵに子どもが入院したことのある家族を対象にアンケートを行いました。92通の回答が寄せられましたが、１００％の回答者がＮＩＣＵに「心理的ケアを担う専門スタッフ」がいることを望んでいました。「心理的ケアを担う専門スタッフには、どのような関わり方を望みますか」という設問には、望ましいものに○、望ましくないものに×をつけるように求めました。すると、**図7-2**に見るように、「専門スタッフはＮＩＣＵの中にいて、家族が特別に依頼をしなくても赤ちゃんのベッドサイドや面接室で話ができる」という項目を「望ましい」とした回答は80％を超え、一方「心理的ケアを担う専門スタッフはＮＩＣＵの中にはおらず、家族が依頼したときにだけ、赤ちゃんのベッドサイドや面接室で話ができる」という項目は20％、「専門スタッフはＮＩＣＵの中にはおらず、医療従事者が依頼したときにだけ、赤ちゃんのベッドサイドや面接室で話ができる」という項目を「望ましい」とした回答は７％にもなりませんでした。こころの支援と言うと、問題のある人または自ら心理的支援を望む人に対して行う、問題解決型の介入を想像されるかもしれませんが、調査からは、全員が心理的ケアを担う専門スタッフの存在を望み、特別な依頼をしな

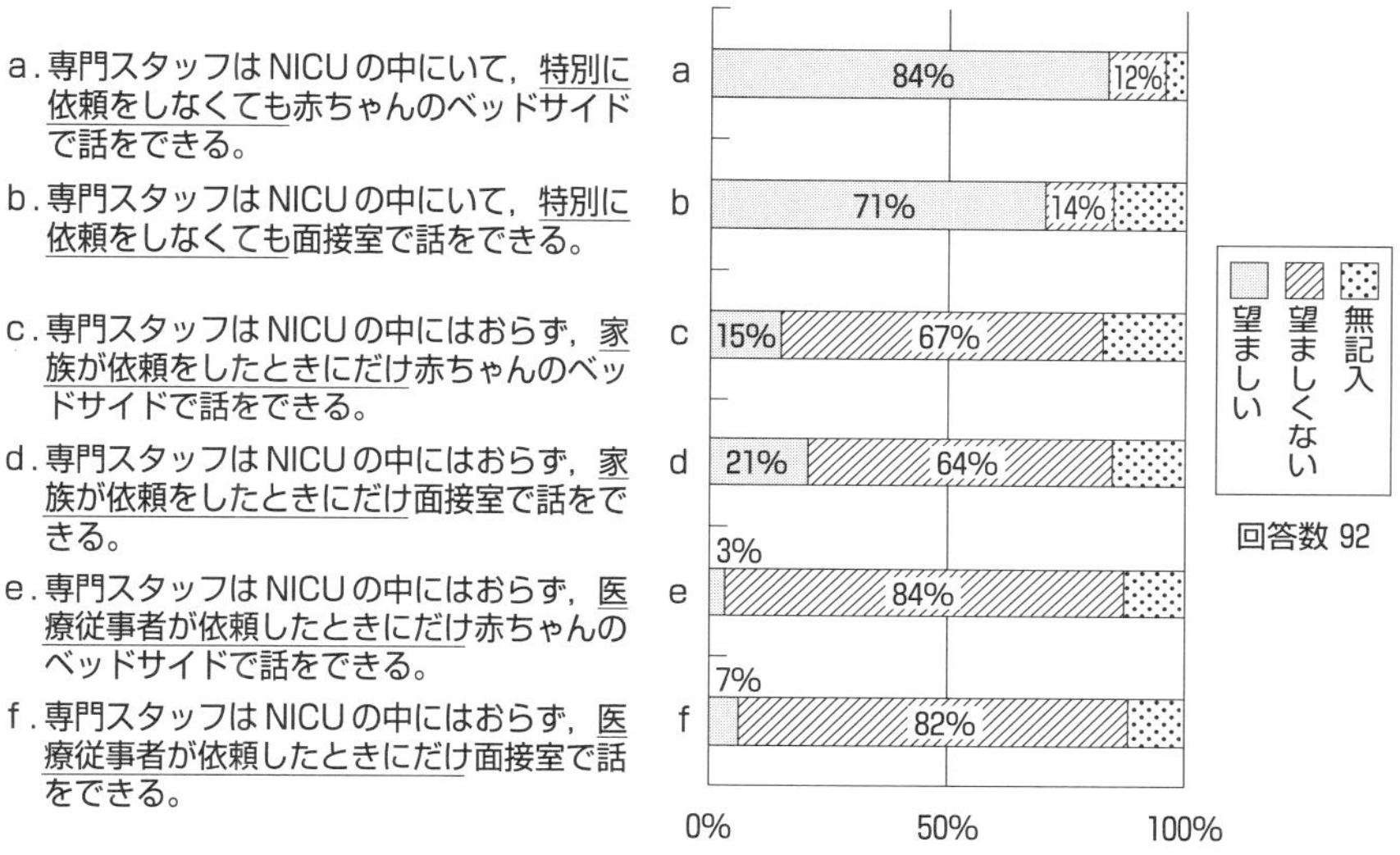

図7-2　心理的ケアを担う専門スタッフにはどのような関わり方を望みますか？
（第49回日本未熟児新生児学会ワークショップにむけての調査より）

くても「さりげなく」「そっと」アプローチしてほしいという声が大きいことがわかりました。心理士がＮＩＣＵの中にいて、面会に来られた両親にそっと近づき、さりげなく自己紹介をするところから始める、私たちのやり方が承認された思いでした。

周産期医療の場における こころの支援の実際

ＮＩＣＵでは、両親へのこころの支援が中心であると考えられがちですが、私たちはまず赤ちゃんたちと会うことを大切に考えています。保育器に横たわる、物言わぬ赤ちゃんとどうやって会うのだろうかと疑問に思われるでしょうか。確かに、外側から客観的に観察しているだけでは、「まとまった反応のない存在」としか見えないかもしれません。けれども、そこにじっとたたずむうち、赤ちゃんは「僕は生きたいんだ」「苦しいよ……」「今、とっても良い気持ち」等々、全身で伝えてきてくれるように思われます。それを私たちも全身で感じ取ろうとすることが、ＮＩＣＵの中で心理士として仕事をする第一歩であると考えています。そして、私たちは、面会をしている母親や父親の傍らにそっと立ち、自己紹介をして「ＮＩＣＵに入院している赤ちゃんのご家族、皆さんに声をおかけしています」と伝えます。私たちの向けているまなざしが評価や指導のまなざしではないことを感じてくれると、両親は傍らに私たちがたたずみ、ともに赤ちゃんを見守ることを許してくださいます。そのとき、私たちは親子を守る器のひとつとして機能することができるのです。ぽつりぽつりとこぼれるように語られる言葉を聴くことも大切な仕事です。

産科病棟にも、通常の出産での入院以外に、切迫流早産や胎児または妊産婦の疾患のために入院している人たちがいます。私たち心理士の多くは、産科病棟にも出かけていきます。そして、おなかの赤ちゃんに声をかけ、お母さんたちにも挨拶をします。ベッドサイドでいきなり個人情報に立ち入るような話をすることはありません。定期的に病室を訪問し、少しずつ信頼関係をつくることで、必要なときはお母さんたちの側から面接を求めていただくことができます。

このように保育器の傍らや産科病室で会うことを基本にしていますが、時には面接室に誘い、問わず語りに話される言葉や沈黙を聴くこともあります。通常出産以外で産科入院が必要になったり、赤ちゃんがＮＩＣＵに入院したりすることで生じてくる不安や苦痛などを聴き、受け止め、親が親になっていく内的プロセスにそっと同行できればと考えています。面接室で話を聴いていると、ＮＩＣＵの中や産科病室で聴いているときとは位相の違う物語がなされて、戸惑うこともあります。たとえば、保育器の前では赤ちゃんが生きることを祈っているのに、面接室では「死んでくれたほうがいいのかもしれない……」という言葉がもらされることさえあります。そういうとき、いったいどちらが本心なのだろうと考えがちですが、実はどちらもその人にとって大切な物語なのです。その両方をしっかりと受け止めることによって、聴き手である私たちとの間に新たな物語が紡がれていくのです。

私たち心理士だけではなく、親子が少しでも居心地よくともにいられるように支えようと意図する、多くのスタッフのまなざしに守られながら、親子は少しずつ出会いを確かなものとしていきます。お母さんやお父さんの素肌の胸に、オムツを着けただけの赤ちゃんを抱くカンガルー・ケア[3]や、直接母乳を含ませ1日の大半を赤ちゃんの世話で過ごす日々を経て、ほとんどの親子は順調に関係を育み、退院していかれます。しかし、なかには紆余曲折をたどる親子があることもまた現実です。親の心理社会的な問題が大きく、関係を育むことに困難がある親子の場合、親-乳幼児心理療法[10]のようなかたちで関わることで、リスクをチャンスへと変えることができるのも周産期の特徴です。しかし、一方で、赤ちゃんにとって母親と暮らすより施設で生活するほうが幸せであると判断せざるをえなかったケースもありました。

医師より両親に医学的な説明がされるとき、そこに同席し、その後に心理面接を行うことも大切にしている仕事です。時には、赤ちゃんに代わって両親が治療の選択を行わなければならない場面もありますし、赤ちゃんに障害が残ることを告げられる場合もあります。両親にとって、たとえ医学的説明の内容を知的に理解したとしても、それをすぐに納得し受け容れるのは難しいことです。両親はさまざまな揺れを体験することでしょう。私たちはその揺れに付き添い、揺れるままの思いを言葉にしてもらいます。その時点で言葉にできなくても、私たち心理士がそこにコミットして「いる」ということが器となり、内面を見つめる体験をしてもらえる場合が多いように思います。知的に理解した医学的説明の内容が、両親のこころの中で熟すには器と時間が必要なのです。

出生前診断というかたちで胎児の診断が行われることも多くなった近年では、出生前の段階から心理士が関わることも増えてきました。しかし、心理士は医学的説明を行うことはもちろんありませんし、葛藤を解消する方向にも働きかけません。心理士は、指示的に動かないだけではなく、判断や選択をうながすこともせず、つらさを少しでもともに味わおうとしながら、両親がご自分の内面を見つめる器になりたいと心がけます。技術の進歩にこころが置いていかれそうな現代だからこそ、立ち止まる時を保証したいものです。

日本の新生児死亡率の低さは世界一のレベルですが、それでもゼロではありません。特に、ハイリスクの赤ちゃんが多い周産期センターでは、「死」を避けて通ることはできません。亡くなっていく赤ちゃんと家族の時間に付き添うことが本質的なケアは、医療者の仕事ですが、私たち心理士も亡くなっていく赤ちゃんと家族の時間に付き添うことがあります。出産の全プロセスに、専門職ではない誰かが付き添うことによって、出産がスムーズに進むということが知られており、その付き添う人のことを「Ｄｏｕｌａ」と呼びます[5]が、赤ちゃんが亡くなっていくときと臨終後の時間にＤｏｕｌａのように家族に付き添うことも重要な意味をもつと私は考えています。未知の境地に踏み込んでいかなければならないとき、じっとそばにいてくれる人の存在は、それだけで大きな支えになるのではないかと思うからです。その後の悲嘆のプロセスに同行することも少なくありません。このように、周産期医療の場でのこころの支援とは、誕生と死のはざまで、ひと家族ひと家族異なる家族と出会い、ともに歩むような営みなのです。

5 まとめ

周産期とは、親子の始まりの時です。始まりさえ順調ならその後も順調に経過するなどと楽観的に考えることはできませんが、親子の出会いができるだけ安全と安心に守られていることの重要性をわかっていただけたかと思います。こころの支援は、心理士だけの仕事ではありません。医師、看護師はじめ医療スタッフによる真摯な治療、丁寧な看護と具体的な医療的ケアがそのままこころの支援にもつながります。その中で心理士のしていることは、そっと傍らにいることであったり、問わず語りに話される言葉を聴くことだったり、一見受け身的な営みです。しかし、医療チームの中に医療に直接携わらないけれど心理学を専門とする心理士がいることは、医療の場にあっても家族が家族として育っていくうえで、意味のあることだと考えています。

１９９７年に、全国のＮＩＣＵに入って赤ちゃんと家族を支えようと志す臨床心理士が６名集い、「周産期心理士ネットワーク」を結成しました。２０１７年現在、周産期心理士ネットワークの会員は１７０名を超え、周産期医療チームの一員として認知されています。医療技術の進歩がめまぐるしい中にあって、周産期医療の場におけるこころの支援はますます重要になっていくことでしょう。

推薦図書

橋本洋子（二〇一一）『ＮＩＣＵとこころのケア――家族のこころによりそって［第2版］』メディカ出版

拙著をご紹介したいと思います。『ＮＩＣＵとこころのケア』という題名ですが、周産期全般について書いています。特にＰａｒｔ２「さまざまな出会いを通して」は、周産期センターで実際に出会った赤ちゃんと家族の話を通して、こころの支援について考えていますので、具体的にイメージしていただきやすいと思います。なお、Ｐａｒｔ１「周産期のこころ」には、妊娠・出産・赤ちゃんの育ちに関する心理学など、本章を深めた内容を掲載しています。

第8章 認知症者の脳とこころ

——神経心理学的アプローチ

【小森憲治郎】

1 はじめに

ヒトは長い年月をかけて成人としての機能を完成させてゆきます。ヒトの進化の過程は一個人の生涯の中で再現されますが、それを可能にしているのは脳の働きです。ヒトが母体の中で十分成熟せずに、いわば胎児のまま母体の外へ放り出されるのも、進化を遂げた脳の重量に母体が耐えることができなくなったためと言われています。誕生した新生児は約1年をかけて、ホモ・サピエンスとして必要な歩行能力と、社会生活で必要な言語能力の始まりを獲得してゆきます。こうして誕生後ヒトは、重要な人物と互いに働きかけ影響を及ぼし合い、多くのことを学習しつつ、環境に適応するためのネットワークを脳内に築きながら、人間として成長してゆくと考えられます。一方、少子高齢化が進む中、現代人はこれまでに直面することのなかった環境問題・社会問題を多く抱えるようになってきました。そのひとつの側面が超高齢社会における認知症の増大です。

認知症はいったん成熟した脳の機能が破綻すること、すなわち脳の疾患です。脳の疾患によって破壊された心のプロセスは、行動面における特有の変化、そして認知機能の衰えとなって現れます。これらの症状を引き起こす脳の状態と照らし合わせて、現れた心の異変を理解してゆく必要があります。脳の疾患によって破壊された心のプロセスを研究し、人の心のあり方を知ろうとする方法を「神経心理学」と呼びます。認知症を理解するには、この神経心理学の知識が必要なのです。本章では、現代社会の課題である認知症を取り上げ、それぞれ疾患別に現れる神経心理学的な徴候について紹介したいと思います。脳の領域について少し専門的な用語が出てきますから、脳の解剖図などを手元において、その部位をご確認ください。

2　認知症の神経心理学

神経心理学は、特定の感覚や運動に限定して現れる、異常な心の異変を取り上げてきました。それはたとえば、脳血管障害（脳卒中）などによって脳の特定の領域が傷ついて、「うまく言葉が話せない、聞いたことが理解できなくなる（失語症）」、あるいは「よく知っているはずの道具をうまく使えない、ジェスチャーができない（失行症）」「見たり聞いたりしたものが、その感覚を通しては何であるかがわからない（失認症）」など、以前はごく普通にできていたはずの認知や行動ができなくなるといった現象です。神経心理学では、こうした脳の一部の機能が失われた結果生じた心の異変を観察し、「失語症」「失行症」「失認症」などと分類します。さらに、それらの症状を引き起こす直接の原因となっている、脳の中で損傷を受けた部位のもつ心の働き、すなわち認知機能について整理してきました。これが「症候学」と呼ばれる、病的な変化の起こっている個所（病巣）と症状との対応関係です。一方、部分的な病変のみでは説明できない心の異変も存在します。たとえば、意識がどれだけはっきりしているかに関連する「注意」や、さまざまな範囲をもつ「記憶」などの障害は特定の病巣と関連づけることが難しく、知能など脳全体の働きや活発さ、あるいは年齢といった多様な因子と関連することがうかがわれます。また、失語症や失行症などの症状も、疾患によってその現れ方が異なります。「変性」と呼ばれる脳の組織が徐々に病的に変化してゆく進行性の疾患や、交通事故などによる頭部の外傷といった、損傷を受けた部位や領域が脳血管障害とは明らかに異なる場合においても、認知機能においてそれぞれ特有の障害が現れることは、以前から知られていました。１９７０年代以降に急速に進んだ脳（神経）画像の技術革新は、このような進行性の認知機能障害に対しても、神経心理学的なアプローチができる可能性を広げました。[16] 医師による（神経学的な）診察、さまざまな検査（簡易な神経心理学的検査、画像検査、生化学検査〈いわゆる血液検査〉）を組み合わせた数十分の診察と、受診に至る理由となった日常生活での事情を聴き取ることによって、見極めが難しいとされる進行性の疾患に対しても、精度の高い診断が可能となりました。認知症を神経心理学的にとらえることができると、診断のみならず、治療・リハビリテーション・ケアへの応用の道が拓け、生活支援の輪を確実に広げていくことが可能です。

3 認知症を知る

新聞やテレビでは、認知症に関する記事や特集が連日のように組まれ、認知症という言葉は、私たちの日常生活の中にすでに溶け込んでいます。世界の先進国がこぞって超高齢社会を迎えている現状を象徴する光景と言えましょう。２００１年に発表された、わが国の65歳以上の高齢者に占める認知症の割合は７・３％、約１６５万人でした。そして、この数値から割り出した15年後の２０１６年には２７８万人（８・６％）、26年後の２０２６年には３３０万人（10・０％）という認知症者の数が見込まれていました。[12] わが国の認知症対策を担う公的介護保険制度は、こうした試算に添って展開・運用されてきたという経緯があります。しかし、

２０１３年に発表された実態調査[2]からは、すでにその時点で認知症者が４６２万人に達しており、65歳以上の高齢者の15％が認知症であるという驚愕の事実が明らかとなりました。また、認知症へ進行する確率が高いと考えられている「軽度認知機能障害（mild cognitive impairment: MCI）」と判定される人も、約４００万人と推定されました。わが国では、きわめて頻度の高い疾患として、心臓疾患や糖尿病、癌などと肩を並べ、むしろそれらを制する勢いで認知症の名前が上がってくる時代が到来したのです。

さて、その認知症とはどのような疾患でしょうか？　最新の国際的な診断基準である、米国精神医学会の『精神疾患の診断と治療マニュアル（ＤＳＭ-５）[1]』によれば、①単一または複数の認知機能において以前の水準よりも明らかな低下が認められること、②その認知機能の低下によって日々の生活の自立が妨げられる、③さまざまな要因で現れる一時的な意識の障害（せん妄）や他の精神疾患によって説明できるものではない、という基準を満たすことが求められています。つまり認知症とは、精神疾患や一時的な意識の障害とは区別される、「知覚・判断・記憶・言語など、外界を理解する脳の働き（認知機能）の低下により、自立した生活ができなくなった状態」と定義されます。その前段階である軽度認知機能障害（ＭＣＩ）とは、記憶の領域のみが以前に比べ明らかに低下していますが、他の認知機能は保たれ、生活にもまだ支障がみられていない段階です。こうした記憶障害があるかないかに関しては、本人の訴えのみならず、その生活をよく知る家族などの介護者からの情報とともに、標準化された神経心理学的な検査によって客観的に評価することが必要です。

認知症を引き起こす疾患は多岐にわたりますが、臨床場面で出会うことの多い「アルツハイマー病」「血管性認知症」「レビー小体型認知症」の三大認知症について説明してゆきましょう。さらに、これらの疾患に比べ頻度は低いのですが、特徴あるふるまいとろれつが回らずに言葉数が著しく減ってしまう失語症や、モノの名前など、言葉のもつ意味が分からなくなる状態（意味記憶障害）を引き起こす「前頭側頭型認知症」についても紹介したいと思います。

認知症が出現する頻度は、アルツハイマー病が認知症全体の約25〜60%、血管性認知症が20〜30%、レビー小体型認知症が約10%と言われています。わが国では、アルツハイマー病と血管性認知症ならびにその混合型で、全体の約60〜70%を占めていると言えましょう。

4 病的な物忘れの出現——アルツハイマー病

「アルツハイマー病（Alzheimer's disease: AD）」は、わが国で最もよくみられる認知症です。国際的な診断基準では、記憶・言語・視空間機能（見たものを判断する能力）・遂行機能（予定された行動を実行に移す能力）のいずれか（単一または複数）の認知機能の障害が徐々に進んでいき、日常生活に支障をきたすようになるとされています。[1] アルツハイマー病では、アミロイドβ（ベータ）蛋白質と、またはリン酸化タウと呼ばれる異常な蛋白質による構造物が脳内に多数蓄積し、それぞれ老人斑、神経原繊維変化という脳の異常を引き起こします。画像所見では大脳皮質のびまん性の（全体にゆきわたる）萎縮、脳室（脳内にある空洞）の拡大などの画像所見がみられ、特に側頭葉から頭頂葉という後方部に主な萎縮や脳血流の低下が生じて、全般的に認知機能が低下してゆく疾患です（**図8-1**）。アルツハイマー病は臨床において最も多くみられる認知症ですが、その主な症状にはさまざまなバリエーションがあることも知られています。認知機能における最もよく現れる障害として、記憶障害をあげることができます。特にアルツハイマー病では、数分から数カ月といった比較的最近の出来事の記憶（近時記憶）が障害されます。これは、側頭葉の内部にある海馬と呼ばれる領域の萎縮と関連していると考えられています。しかし、アルツハイマー病では、単に最近の出来事を思い出すことに失敗するだけではなく、体験そのものを忘れてしまうというエピソード記憶障害となって現れます。脳の萎縮や血液の流れの低下は海馬領域にとどまらず、脳の中心部にあって、左右の脳をつないでいる脳梁を取り囲ん

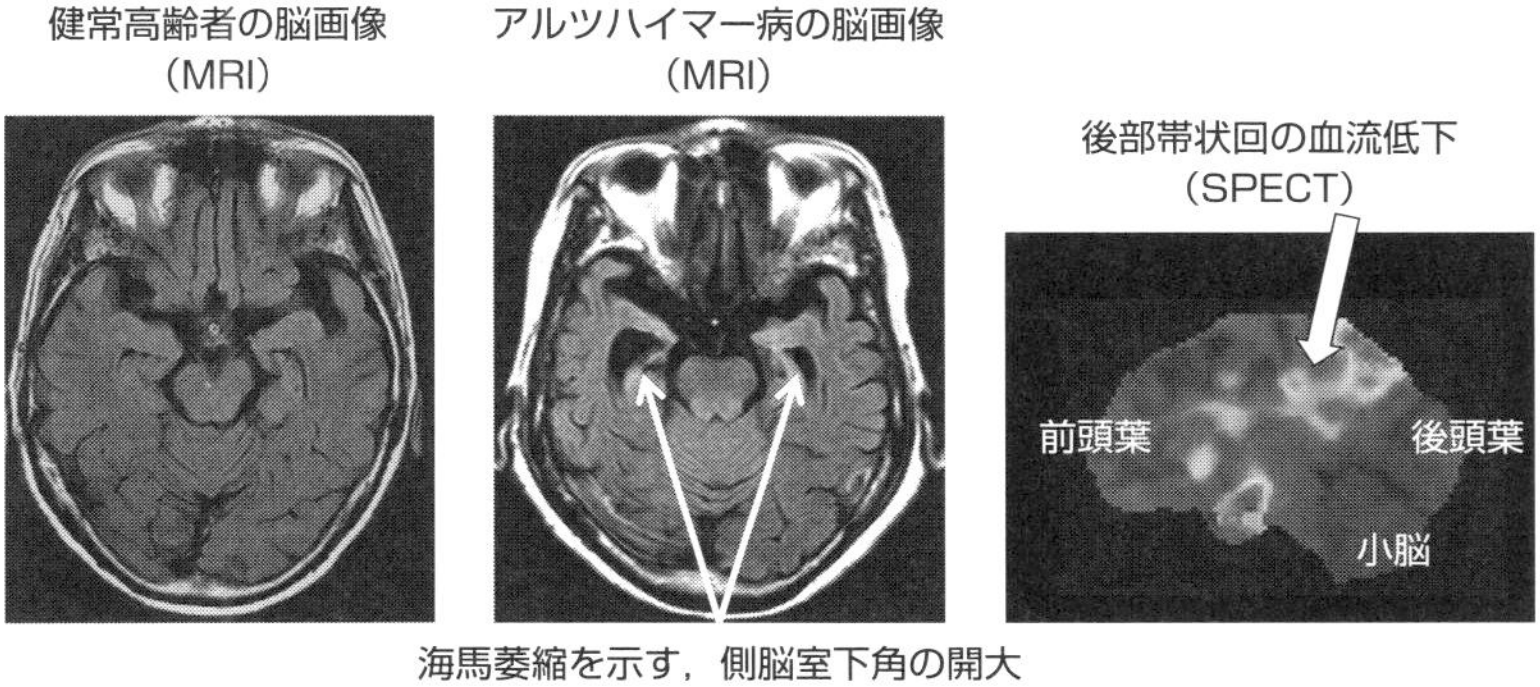

画像は愛媛大学大学院医学系研究科精神神経科学分野の森崇明講師のご厚意による

図8-1　アルツハイマー病（AD）の脳画像の特徴

脳には，実質と脳室と呼ばれ脳髄液によって満たされている空洞があります。アルツハイマー病の脳画像は，大脳皮質の広い範囲の萎縮と脳室が大きく広がることによって特徴づけられます。とりわけ側頭葉の内部にある海馬の萎縮により，側頭葉内にある左右の脳室（中央図白矢印）が大きく開いてきます。また脳血流の画像（SPECT）では海馬領域に加え，後部帯状回（右図矢印）の血液の流れが著しく低下します。右図では統計上，健常者に比べ明らかに血流低下の生じた領域が白っぽく変化しています。

でいる領域で、進化の過程ではより古い段階で発生した皮質と考えられている帯状回と呼ばれる領域の後方部（後部帯状回）や頭頂葉あるいは前頭葉と、広い範囲にわたって広がりを示します。海馬領域は、新しい情報を覚え込むうえで重要な働きを果たすと考えられていますが、アルツハイマー病では、時間や場所などを正しく認識できなくなること（失見当識）と後部帯状回との関係性が指摘されています[3]。後部帯状回とその周辺の部位は、注意の制御に関わる神経ネットワークの中心として、近年注目をあびている部位でもあります。また、海馬とともに重要な記憶回路として知られる「パペッツの回路」の一部であることから、ここではエピソード記憶（個人的に体験した事柄についての記憶）をありありと思い起こすだけでなく、日付のように刻々と変化してゆく情報をアップデートする機能もそなえている可能性があります[15]。

アルツハイマー病では、老人斑が脳に現れ、10〜20年後に神経原繊維変化と神経細胞の消失、その後に認知機能障害が出現します。老人斑や神経原繊維変化による脳の病的な変化は、認知機能の障害に先だって現れているのです。たとえば自立した生活を営んでいる人が、物忘れによるエピソードが目立つようになったり、また自らも物忘れに対する自覚が強くなったり以前にも増して心配性になったりしたとします。そこで、脳画像検査では海馬領域の萎縮や後部帯状回の脳血流低下が認められ、認知機能を調べる心理検査では明らかな記銘力の低下が認められました。こうした場合には、「アルツハイマー病にともなう軽度認知機能障害（MCI due to AD）」と考えられます。一般にはMCIと呼ばれ、アルツハイマー病の前段階を意味します。MCIの人は、一般の人と比べおよそ10倍という高い確率でアルツハイマー病に進行すると言われています。現在のアルツハイマー病の治療のターゲットは、MCIの段階から積極的に治療を始めることで認知症の発症を遅らせ、自立した生活を少しでも長く保つことに向けられています。現在の物忘れ外来では、十数年前に比べ、こうしたMCIの段階で受診される方が明らかに増えています。

さて、この認知症はどのような経過をたどるのでしょうか。よくみられるものとして、70歳を越えたあたりから物忘れが目立つようになり、眼鏡や鍵の置き場所がわからなくなり、これらを探す行為や家族への確認が増えてきます。また、確認の際には同じことを何度も尋ね、確認してもすぐ忘れてまた尋ねるという症状が現れます。この時期には、年月日などの日付や時間を正しく認識する力（時の見当識）が失われてゆくのも特徴です。また、アルツハイマー病では、見たものを正確に模倣する能力が損なわれる障害（構成障害）も現れます。見たものを正確に真似たり、空間内に適切にものを移動させたりするには、脳の後方部（主に頭頂葉）の働きが重要です。ここでは、見えるものの空間情報や、身体を通して得られる感覚（体性感覚）の情報を使って、どうすれば適切な運動に変えることができるかをプログラムしていると考えられています。こうした頭頂葉の働きである視覚‐体性感覚‐運動間で行われる一種の計算能力の低下は、さまざまな行動や判断能力の低下をきたすと考えられます。自動車を運転して幅寄せをしたり、車を車庫に入れることが下手になったり、運転席と反対側をこすったりする事故が増える、衣服をうまく着ることができないという症状は、頭頂葉に由来する代表的な症状と言えます。

こうした複合的な障害により判断能力が衰えてくると、まず体験そのものを忘れる物忘れのために、忘れてしまっていることへの自覚が薄く、見当識を問う課題では「年のせいで最近ボーとする」「眼が悪くなって新聞も読めていないので、うっかり気に留めていなかった」などと、根本的な障害を否認する「取り繕い」反応を示すようになります。[16] その一方で、心配になって通帳や財布をしまっておこうと、普段とは違う場所を選んで隠しますが、そのことを忘れていつもの場所に取りに行くと見つからないので、誰かが持っていったと思い込みます。そしてきわめて身近な家族、たとえば毎日面倒をみてもらうお嫁さんなどに疑惑の目が注がれ、それがさらに確信へと変わります。これがアルツハイマー病の物盗られ妄想です。この妄想にとりつかれると、疑惑を事実と思い込んでより離れた親族や近所の人に訴える、あるいは相手に直接その怒りをぶつける、警察や公的な相談機関に訴えるという行動に出る場合があり、その怒りを収めるのに介護者は困り果ててしまいます。「認知症にともなう行動障害と精神症状（behavioral and psychological symptoms of dementia: BPSD）」とは、認知機能障害そのものと同様、あるいはそれ以上に本人や介護する関係者に苦痛を与えます。物盗られ妄想をともなう攻撃性は、アルツハイマー病患者の初期に現れる代表的なＢＰＳＤです。[4] こうした状態への対応としては、頭ごなしに叱ったり咎めたりするのではなく、病的な記憶障害の結果であることを踏まえ、不安で心細く腹立たしい（孤立し、やり場のない怒り）気分を理解し、一緒に探してみようと誘うことがよいと言われています。「本当にどこにいったのでしょうね」と一緒につぶやきながら行動をともにすることで、安心感や家族との一体感を取り戻すことが重要なのです。病的な物忘れの進行とともに、こうした物盗られ妄想も次第に目立たなくなります。自発性が低下し、生活そのものへの関心が失われて、家事や日課、着替えや整容などをうまくこなせなくなり、生活全般の自立度が次第に下がっていきます。このような徴候は、もう一段階重い水準に認知症が進行したことを示します。

5 予防が重要な鍵となる認知症――血管性認知症

アルツハイマー病とともにわが国でよくみられる「血管性認知症（vascular dementia: VaD）」では、大きな脳梗塞や心臓疾患により血液の凝固したものが脳動脈を塞いでしまう血栓症などにより、脳の組織がダメージを受けることによって、記憶障害をはじめとする認知機能の低下が起こり、日々の生活に支障をきたすようになります。麻痺や歩行障害などの身体障害を合併する場合が多いのが特徴です。太い血管が詰まったり、出血を起こすと失語症や半側の麻痺を引き起こしますが、より頻繁にみられる一群は、高血圧症など血管障害のリスクファクターと関わりがあり、脳の深部のところどころに毛細血管が詰まって虚血性の変化が起こるもので、多発性小梗塞による認知症と呼ばれます[11]。血管性認知症では、認知機能の障害に加えて自発性の低下、抑うつ、怒りっぽさなどのBPSDが現れやすいと言われます[4]。この認知症でも記憶障害は出現しますが、自発的には思い出せないが、言われてみると確認できるというような、記憶へのアクセスが障害される場合が多いのが特徴です。思い出せることと思い出せないことが混在していて、まだら認知症と言われることもあります。また時間をかけると思い出せるという傾向もみられます。これは、こうした脳血管性の障害によって、意欲や注意に関わる脳の機能が低下するためと考えられています。俊敏さが失われて、活発さのない印象を受けることが多く、自発性の低下はしばしばうつ病と間違って診断されますが、「もう生きていてもしょうがない」といった悲哀感や苦悶の表情はみられず、夜間の不眠や食欲低下もみられない点で異なります。

記憶障害や失語症など特定の認知機能の低下はみとめられますが、全般的には軽度の低下にとどまり、生活面での自立性も保たれている場合には「脳血管障害」と呼ばれます。これは、MCIがアルツハイマー病の前

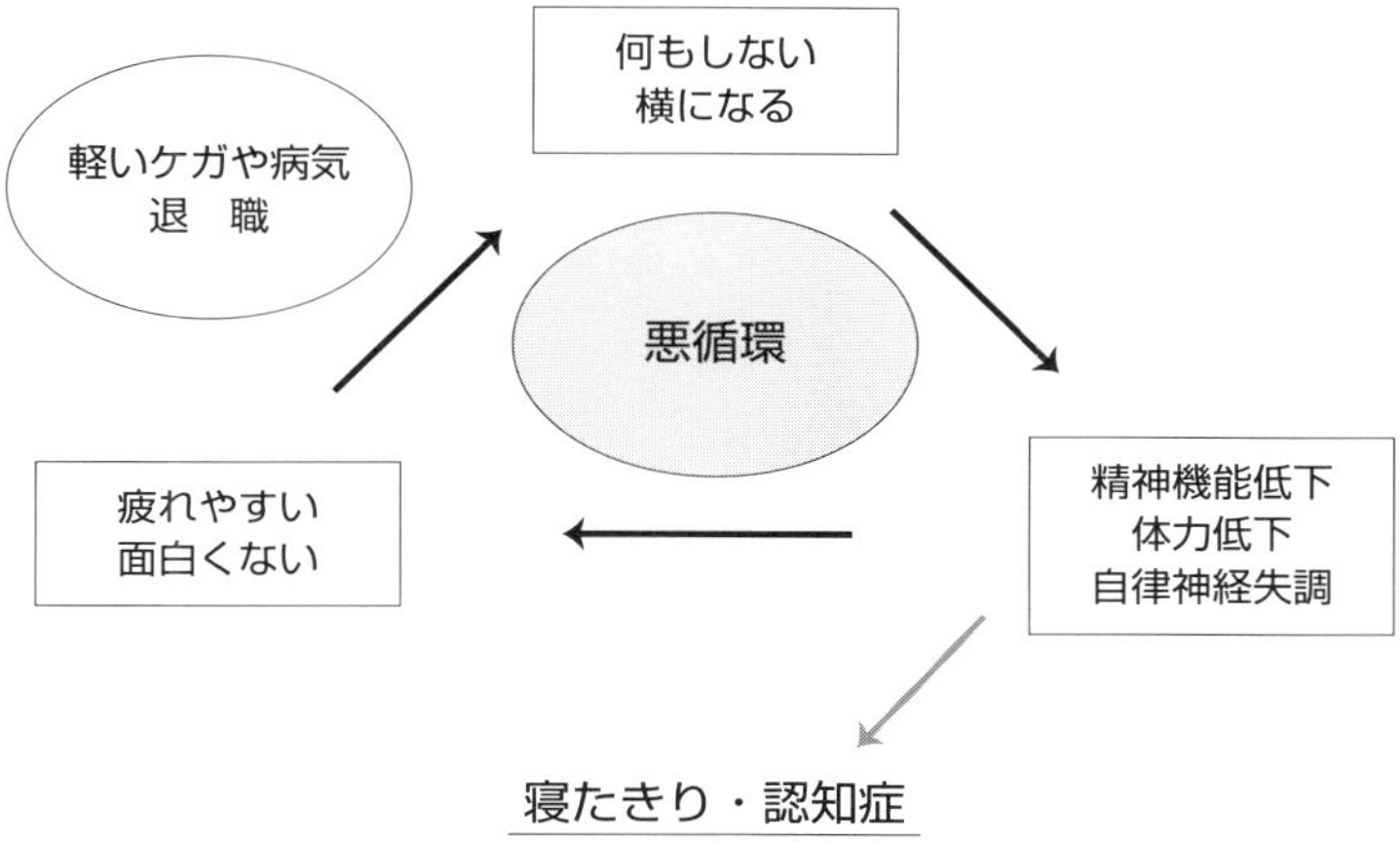

図8-2　廃用症候群の成り立ち

軽いケガや病気，あるいは退職などのきっかけにより，外出の機会が減り，自宅や施設で何もしない。日中もゴロゴロと横になったり，テレビをつけたままソファーで居眠りをするといった不活発な生活が続く。そのため，体力が落ち，昼と夜の覚醒リズムが崩れ，自律神経の働きも不調をきたすようになります。こうした機能低下は疲れやすさや意欲低下をいっそう強める悪循環となり，認知症を増悪させる因子となります。

段階であるように、血管性認知症の前段階と考えられます。CTなどの画像上には明らかな脳梗塞の跡がみとめられるのに、実際にはこれといった症状がない（無症候性）血管障害もあります。この段階では、新たな脳梗塞や他の血管障害を引き起こさないことが一番重要です。そのためには、高血圧や血管障害のリスクを増加させる糖尿病などを放置しないことが重要で、内科などの専門医療機関を受診し、食事や飲酒などの食習慣に関する指導を受け、脳梗塞などの血管障害のリスクファクターを下げることが何よりも優先されます。

　血管性認知症で自発性が低下することに加え、麻痺などの身体的な不自由さも影響し、たとえば日中はテレビなどを見て、ソファーやベッドでうたた寝をしながらゴロゴロと過ごす、昼夜逆転するといった睡眠-覚醒のリズム障害が生じます。それにより、認知機能とともに全般的な日常生活動作（activities of daily living: ADL）が著しく低下してゆきます。自発性の低下にともなうこうした不活発な生活は、次第に精神機能や体力などの自立的な機能を奪い、何をしても疲れやすくなり、すぐ横になるといった悪循環を生み出します。これは、重い認知症や寝たきりの状態となる廃用症候群[4]を引き起こしやすい、悪条件の根源でもあります（図8-2）。また、日中ただ寝て過ごすという、初期における自発性の低下は、他のＢＰＳＤと異なり、多忙で介護に時間の割けない家族や親族にとっては、手を煩わせることが少ないことから、ともすると見過ごされがちになります。そして、認知機能や身体機能が下がり介護の必要性が高まった段階で、ようやく相談に訪れるといったことになりかねません。さらに高齢者では、活動しない時期が続くことによる身体機能（特に歩行などの筋力）の衰えは著しく、容易に自立性が失われ、本当に回復困難な寝たきりの状態になりかねません。この廃用症候群に対する予防は、どの疾患にも共通する認知症治療の最も重要なポイントと言えましょう。血管性認知症では「リスクファクターの低減」と「廃用症候群の予防」がキーワードです。

6　ありありとした幻視と認知機能の変動——レビー小体型認知症

「レビー小体型認知症（dementia with Lewy Bodies: DLB）」とは、注意や明晰さの著しい変化をともなう認知機能の変動と、実際にはないものが具体的な内容をもって（ありありとした視覚情報として）眼の前に存在する、「幻視」という精神症状を特徴とする認知症です。その幻視に対するさまざまな問題行動、すなわちＢＰＳＤ（例：布団に這う蛇を追い出そうと布団を棒で叩く、来ている子どもたちに食べさせるために御飯を大量に炊く）が出現します。またこの疾患は、筋肉が固くなって歩行をはじめとする身体の動きが悪くなるパーキンソン症状をしばしばともないます。さらに、精神症状を抑えるための薬剤（向精神薬）に対して過敏性があることから、少量の服薬でも、他の認知症疾患に比べ、副作用としてのパーキンソン症状が出やすい傾向があります。脈拍や血圧などが著しく変動したり、大汗をかいたりするなど自律神経の働きが不調になる症状もこの疾患の特性としてあげられます。また悪夢でうなされたり、睡眠中の悪夢を行動化してしまうレム睡眠行動異常も、この疾患にはしばしば現れます。幻視は、せん妄といった意識障害によっても出現しますが、せん妄でみとめられる幻視や幻覚は、本人が記憶として覚えていることはまずありません。それに対し、レビー小体型認知症では、その体験をありありと診察場面で語ることも可能で、その体験の記憶はよく保たれています。また、アルツハイマー病と異なり65歳未満で発症することが少なく、70歳代以降で発症する例が多い点も特徴的です。

レビー小体型認知症は、精神病理学の第一人者である小阪憲司氏[9]が、世界に先がけて、１９８４年にびまん性レビー小体病として提唱したのがきっかけとなり、全世界で報告され、２００５年の国際会議でレビー小体型認知症の診断基準が出来上がりました[10]。小阪氏が提唱したレビー小体病とは、神経細胞の内部に異常な蛋白質（αシヌクレイン）から構成されたレビー小体が徐々にたまって、神経が異常な変化を起こす疾患のすべてに当てはまる状態の名前で、この中で主に脳幹部にレビー小体が蓄積するタイプは、特有の運動障害を引き起こし、パーキンソン病という名前で知られています。このレビー小体病の中で、大脳皮質に広い範囲でレビー小体がたまり、特有の認知機能障害により認知症を引き起こすのが、レビー小体型認知症なのです。

またこの疾患では、目に見えたものが何かを判断する際の最初の処理過程（一次視覚野）を含む大脳皮質の後頭葉と呼ばれる部位の機能低下が指摘されています。そのため、記憶障害よりも視覚に関連した機能、すなわち見たものを正確に捉え、判断し再現してゆくような能力に関する障害が強くみられます。さらに、幻視という精神症状も視覚領域の障害と関わりのあるＢＰＳＤと言えるでしょう。こうした幻視を生み出すような心理学的な現象として、見たものを別の対象として認識する「錯視（パレイドリア）」が生じていると考えられています[17]。このパレイドリアの有無を調べる検査で、健常者やアルツハイマー病患者と比較して、レビー小体型認知症ではよく錯視が起こる（例：実際には描かれていない空間に顔があると答える）ことが知られています。[18]

脳内には、記憶などの認知機能をはじめ、自律神経や筋肉の調整に関わる神経伝達を行っている、アセチルコリンという物質があります。アルツハイマー病をターゲットに、世界に先がけてわが国で開発された、コリンエステラーゼ阻害薬（抗認知症薬。アセチルコリンの分解を妨げ、アルツハイマー病の認知機能の低下を遅らせる治療薬）が、レビー小体型認知症の幻視に対しても有効であることもすでに明らかとなっています。[5] このようにこの疾患は、その発見から、特有の精神症状である幻視とその心理学的メカニズムのひとつである錯視、さらに幻視の治療法に至るまで、一貫してわが国の研究者たちによって、画期的な業績が積み重ねられてきました。

7 失語症と特有のふるまい――前頭側頭型認知症

さて、これからは私が主に研究を続けている「前頭側頭型認知症（frontotemporal dementia: FTD）」について、紙面を割いていきたいと思います。前頭側頭型認知症（ＦＴＤ）は、これまで紹介した三大認知症に比べ、きわめてめずらしい疾患です。しかし、働き盛りの50歳代から発症する場合が多く、若年性認知症の中ではアルツハイマー病に次いで多いと言われています。[14] そのため、疾患が当事者の社会生活や経済に及ぼす衝撃は、より深刻です。また、その症状についてあまり知られていないため、専門機関を受診しても見落とされたり、また診断されたとしても治療法がないとサジを投げられてしまったりで、疾患を抱えて途方にくれてしまうケースが少なくありません。２０１６年にようやく国から難病の指定を受けましたが、その治療やケアに関してはまだまだ険しい道のりがある疾患です。ＦＴＤはピック病と呼ばれてきた疾患の最新の分類になります。

ＦＴＤは、アルツハイマー病などと異なり、萎縮する部位は脳全体には拡大しておらず、主に前頭葉と側頭葉前方部に限られていて、特有の認知機能障害と行動障害が現れます。

行動異常型ＦＴＤ[13]（behavioral variant FTD: bv-FTD）は、主に前頭葉の萎縮が目立ち、他者を省みない「わが道を行く」ふるまい[16]によって社会生活が困難となる認知症です。たとえば公衆の面前でオナラやあくび、ゲップなどをしてしまうという、ちょっとしたエチケット違反から、スーパーやコンビニで目の前にあるお菓子をその場で食べてしまうといった軽犯罪まで、本来人前ではしないことを躊躇なくしてしまう（Ａ：脱抑制）ふるまいがあります。また、自発的に作業や家事をしようとせず、家族や知人のことにも無関心となる（Ｂ：アパシー）、相手の気持ちや意向にまったく無頓着となる（Ｃ：共感性の欠如）ことがあります。さらに、自転車やバイク（あるいは自動車）や徒歩で毎日決まったコースを何度も行き来する、あるいは膝をさする、指で壁や机をコンコンたたくなど同じ行動を何度もくり返す（Ｄ：常同行動）場合もあります。加えて、同じもの（特に甘い食べ物や飲み物）を食べたがる、目にした食べ物はすぐ口に入れる、食べられないものでも口にするなど、食の好みや食行為の著しい偏り（Ｅ：食行動の変化／口唇傾向）、計画や目標どおりに行動をコントロールできず、突然の予定変更などにも対応できなくなる（Ｆ：遂行機能障害）もみられます。これらＡからＦのうち３項目以上にあてはまると、行動異常型ＦＴＤと考えられます。

話し言葉や読み書きに障害がみられるタイプ（言語障害型）は、その話し方の特徴から二つに分類されます。ひとつは側頭葉に強い脳の萎縮が起こり（**図8-3**）、聞いた言葉の理解ができない、書かれた文字が読めない、単語が思い出せないという症状（語義失語）が現れる「意味性認知症（semantic dementia: SD）」です。もうひとつは、前頭葉と側頭葉を分ける大きな溝の前後に強い萎縮があり、単語の理解は良好ですが、話すのに一語一語努力を要するたどたどしい話し方や、話す量の低下によって、言語によるコミュニケーションが著しく障害される「進行性非流暢性失語（progressive nonfluent aphasia: PNFA）」に分類されます。本章では意味性認知症について解説していきます。

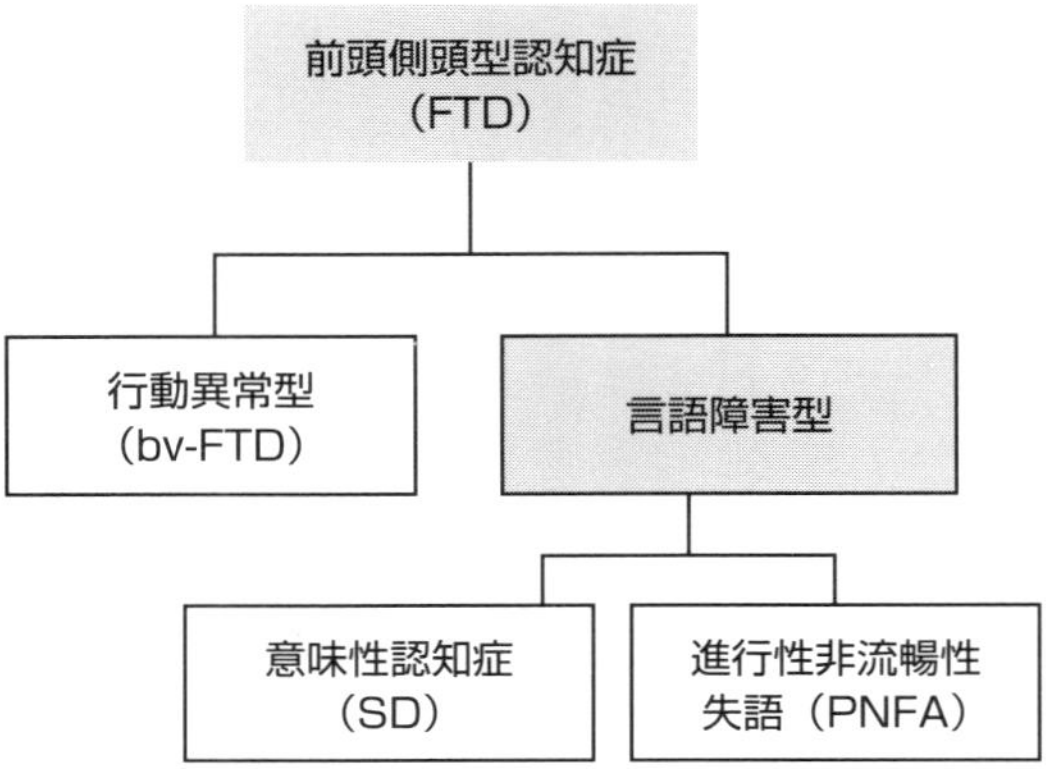

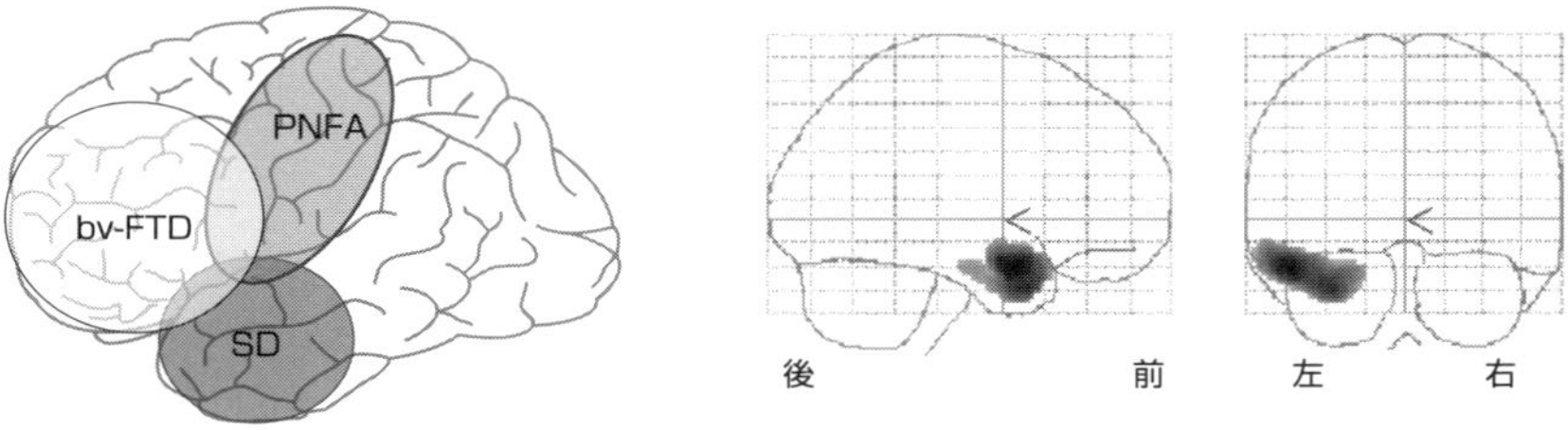

図8-3　前頭側頭型認知症（frontotemporal dementia: FTD）

前頭側頭型認知症（FTD）は行動異常型（bv-FTD）と言語障害型に分けられ，さらに言語障害型は意味性認知症（SD）と進行性非流暢性失語（PNFA）に分類されます。この3タイプの主な萎縮部位を左下図に示しました。右下図は初期の意味性認知症（SD）例：58歳男性の脳血流の画像（SPECT）をSPMという統計解析法を用いて，統計上明らかに血流が低下を示した部位を黒で示したものですが，このように血流の低下は左側頭葉の前方のみに限られました。

意味性認知症では，言葉を生み出し理解する面が障害されますが，くり返し言うことは良好で，比較的長い文であっても復唱できる点に特徴があるのと，句や文を構成する文法面の理解や使用には問題がないので，単語の意味さえわかれば文の理解はそれほど問題がありません。意味性認知症の語義失語は，比較的スラスラ言葉が出てきますし，聞いた語がわからないという自覚があります。そこで，聞いた言葉に対して必ず「○○(聞いた言葉)って何ですか？」という反応がみられます。また，わからない言葉を含んだ比較的長い文も正確に復唱する（くり返す）ことができる点も特徴のひとつです（例：「ここでタイキ（待機）してくださいって何のこと？」）。また，ひらがなやカタカナのように，文字に対して読みが一通りの文字は書くことも読むこともできますが，読みと文字の関係が一通りではない漢字の読み書きができなくなります。特に特殊な訓読みをする熟語（例：海老，土産，煙草）や，まれな読みをする熟語（例：毛糸，近道，奉行）が読みづらく，それに対して頻度の高い読み方をあてて読んでしまう誤り（例：土産→「どさん」，近道→「きんどう」）が現れるのが特徴です(7)。

また，障害されるのは使われることがあまりない具体的な単語で，よく用いられる単語や上位概念であるカテゴリー（馬に対して動物）は比較的保たれます。また頭頂葉や後頭葉といった脳の後方には萎縮が及ばないので，計算能力や見た情報を処理する能力は保たれます。意味性認知症は，前方の側頭葉が左右非対称に萎縮します。比較的多くみられる，言語半球と呼ばれる左半球に萎縮が目立つ例では，この語義失語と呼ばれる失語症状が現れます。

一方，右半球の側頭葉に萎縮が目立つ例では，言葉の問題よりも，見えたものが何であるかという，視覚性の意味記憶である，よく知っているはずの人物の顔（相貌）がわからなくなります。肉親や知人，あるいは有名人といった，なじみのあるはずの人の顔（相貌）がわからなくなります。これは「相貌失認」と呼ばれます。通常，この相貌失認を引き起こす脳の部位は，右側頭葉底面のやや後方にあると考えられています。通常，この相貌失認は視覚情報に対してのみ現れるため、声（聴覚情報）を聞けばたちまち誰かわかります。しかし意味性認知症でみられる相貌失認では、声を聞いてもわからない点が特徴的で、知っている人物をその人の特徴的な服装や髪型などで覚えている場合があります。診察を通じて知り合った医師やスタッフに対して、名前をよく覚えていて、会うときはまず名札を確認して判断するといった行動がみられる場合もあります。

語義失語の段階では、見た物の名前が言えず、名前を聞いてもその物が思い出せないという症状ですが、目の前の物がどのようなものかという、意味の部分は保たれています。しかし、進行した意味性認知症では、次第に見た物の使い方もわからなくなるという症状が現れます。こうした症例では、左右の側頭葉の前方が左右共に著しく萎縮した段階で現れます。語義失語や相貌失認に加えて、見慣れたものの意味や、当然知っているはずの食べ物（素麺やサクランボなど、季節に限定した食べ物は特に）の調理の仕方や食べ方がわからなくなります。毎日食事をつくる主婦の症例では、味つけが濃くなったり、極端に薄くなったりすることや、みそ汁をつくること自体ができなくなる例もあります。味の加減や種類がわからなくなる、また、それによって味の好みが変わるという味の意味記憶障害は、比較的早くから現れます。

意味性認知症は主に言語症状から始まりますが、このように特定の領域にとどまることなく、意味理解の障害が進行してゆきます。また、その進行の過程でこだわりの行動が強くなる場合もあります。特に毎日行う習慣へのこだわりが強くなり、決まった時間に買物や散歩に行く、スーパーで必ず同じものを買う、食行動の偏りが激しくなるというように、次第にＢＰＳＤを引き起こして、生活が破綻してゆく例が多いと言えます。アイスクリームや煮豆、飲料など甘い物への偏食のために糖尿病が悪化するケースもあります。

8　行動障害へのアプローチ

言語障害型であれ、行動異常型であれ、ＦＴＤの進行期には排泄・入浴・食事など日常生活場面で激しい行動障害が現れる場合があります。特に、側頭葉の萎縮が進み、海馬やその前方にある扁桃体と呼ばれる部位が強く萎縮したＦＴＤでは、食べられない物でも口に入れようとしたり、人の食べ物に手を出して食べようとしたりする（盗食）など、食行動の異常が現れます。「口唇傾向」と言われる異常に高まった摂食への欲求は、進行期のＦＴＤに見られる最も対応が難しい症状です。

Ａさん（70代男性）は、60歳のときに突然単身で帰省し、郷里で一人暮らしを始めました。数年前から次第に言葉数が減り、他者からの話を理解できなくなってきましたが、半年前までなんとか自活できていました。半年前、銀行のキャッシュカードで、機械を壊してお金を引き出そうとする不審な行動を繰り返し、警察に通報され地元の精神科病院に強制入院となりました。入院後はまったくコミュニケーションがとれず、食べ物への関心が異様に高く、他の入院患者さんのお菓子や食事を盗って食べる（盗食）、床に落ちている糸くずなどを拾って食べる（異食）、口に入れる物がないと上着の端を吸い唾液で服を濡らす、指を口にくわえて吸うなど、口唇傾向が著しく強まりました。食事場面ではこの口唇傾向は、給食を配膳するカートを素早くみつけ、それに駆け寄りわれ先に皿を奪おうとする、他の患者に配膳された皿を奪う、おかずをすべてご飯の茶碗に盛り、丼にしたものをかき込む、皿やテーブルを舐めるなど、著しい食事マナーの荒廃をきたしました。またその行為の間に、食べこぼしたものを拾い食いする、さらに慌ててかき込んではむせるといったありさまで、誤嚥や喉つめの危険性が高まりました。

このような危険性をともなう荒廃した食事マナーに対して、病棟の作業療法士を中心に段階的な食習慣の改善を試みました。こうした行動が現れる背景と疾患の特徴を分析し、席から立って配膳車や他の人の皿に駆けよる行動を防止するため、第一段階として椅子と食卓を集団の席から離し、Aさん専用の食卓を設けました。他の患者さんの食卓とは背中向きに座り、長いカーテンを正面にした一人用のテーブルを設置し、椅子（車椅子）を固定しました。毎食このテーブルにAさんを誘導し、昼食のときは必ず専属のスタッフ（作業療法士）が給仕することにしました。毎回の昼食の際に同じスタッフが給仕することで、スタッフに慣れることと、食事というAさん自身にとって大好きな時間をいつも同じ人と過ごすことで、食事に関連した行動をスムーズに行えるという習慣を目指し、あわよくば良好な対人関係のきっかけづくりにしようと試みました。その結果、盗食や異食、あるいはスタッフの介護への抵抗といった問題行動は消失しました。他方、給仕を待つ間、皿やテーブルを激しく舐めるという行動が出現しました。

次に、トレイのおかずをすべて茶碗に入れ丼飯をつくり、それをガツガツかき込むという一連の行動を分析し、それを防止するために、ご飯やおかずを小皿に盛り、少量を一皿ずつ給仕する方法へと変更を加えました。つまり、一度にたくさんの皿を渡して丼をつくるという機会をなくし、小皿で少しずつ給仕することで誤嚥の危険性を減らすのが、第二段階の目的です。こうして誤嚥やむせを予防することができました。しかし執拗な皿舐めは続き、その皿を受け取ろうとすると食べ終えた皿を抱えて、返却させまいと激しい抵抗を示しました。

誤嚥の危険性がなくなった第三段階では、皿を回収するタイミングに関する調整です。一皿目を食べ終わりそうな頃を見計らい、次の皿へ注意を惹きつけるため、わざとコンと音を立てるようにして次の皿を提示しました。すると即座に次の皿に関心が移り、その皿を取ろうとします。その瞬間食べ終えた皿への関心が薄れます。その時を逃さず、さっと食べ終えた皿を回収します。このように、食べ終えた皿ではなく料理の載った皿が目の前に提示されることで、皿よりも中身の料理（食べ物）への関心や味わうことへの満足へと、次第に興味が移っていくのが感じられました。こうして激しい抵抗に会った皿の交換にも問題がなくなりました。すべての皿を食べ終えた後にはお茶を入れたコップを手渡し、食後のお茶を楽しむ時間を設けて、同時に食事終了の合図としました。

さて、ここまで来てようやく、当初問題となった行動はほぼ解消しました。一皿ずつ提示される食事をうまく待って、問題なく食事ができるようになったのです。さてこれからは、このような食習慣をどのように通常の配食場面に応用できるかです。第四段階では、二皿を同時に提示してどのようになるかを観察しました。すると、初めはもうひとつの皿に関心を示しますが、やはり一皿ずつ順番に食べ終えました。さらに三枚目を追加したところ、これらの皿を交互に取って食べるという、通常の食事でみられる三角食べが復活したのです。

こうした試行期間を経て、最初の配膳に戻したところ、三角食べを維持して食べ終え、最後にお茶を飲んでくつろぐ様子が観察されました。この時期からは、担当の作業療法士から、看護スタッフが交代で、いつもどおりトレイに複数の皿を載せたかたちでの給仕を再開しました。そして、やや期間を置いて食卓も特別席から以前の席へと戻しましたが、盗食や異食などの迷惑行為が再発することなく、食事中の食器舐めについても以前に比べ激減しました。他の患者さんの食事が配膳されても、自分の膳が来るまでゆったりと待ちかまえ、食事を楽しむ様子が観察されました。このような生活上の激しい問題行動に対しても、疾患の特性を考慮し、個々の問題行動が発生する原因をつきとめ、問題行動を誘発する刺激を遠ざけ、未然に防ぐ対応を工夫することによって、めざましい改善をはかることが可能な場合もあります。刺激よりも食事そのものへの集中力を高めることによって食事の楽しさを体験し、そこでなじみのスタッフと一貫性のある関わりをもち続けることで、相互信頼的な関係が生じてくる可能性があります。私たちの研究グループでは、この給仕方法を日本の伝統的な懐石料理にならって、「懐石個別介入法」と名づけました。ＦＴＤでは、このように得意な行為に集中させることで、立ち去りなどの問題行動の発端となるようなＢＰＳＤをしばしば予防することが可能です。こうした方法は、神経心理学の知識をもとに刺激と反応の関係をとらえる応用行動分析の方法と言えましょう。このような関わりは、生活障害が生じる認知症の進行期には特に必要であると考えられます。

9 まとめ

脳の疾患である認知症の原因疾患はさまざまです。主に障害される脳の領域は疾患によって異なり、それによって特徴的な認知機能障害が生じます。その認知機能障害の特性から特有の心理行動障害（ＢＰＳＤ）が生じることで、本人や家族のストレスは高まります。こうした一連の仕組みを理解するには、神経心理学の知識が必要です。さらに、この章で紹介した認知症で現れる認知機能障害とふるまいの特徴は、従来の脳血管性障害を中心に構築されてきた神経心理学とは大きく異なります。アルツハイマー病の物盗られ妄想、レビー小体型認知症のパレイドリア、前頭側頭型認知症の常同行動といったＢＰＳＤは、それぞれ疾患特有の認知機能障害と深い関連性がうかがわれ、それらの探究はまさに神経心理学の新たな醍醐味ともいえましょう。また、心身の不調や社会的孤立を抱えた高齢者の不安な心持ちは、これらＢＰＳＤの消長に大きな影響力をもつことも事実です。前頭側頭型認知症に対する治療の方法はまだ開発されていませんが、激しいＢＰＳＤに対して、ここでお示ししたように原因となる刺激から遠ざけ、本人が何を求めているかを見定めて一貫した関わりを続けることで、緩和をはかることが可能です。こうした症状には応用行動分析の方法が有効かもしれません。本章で紹介してきたように、現代の抱える問題である認知症を理解し、その対策を考えるうえで、心理学に求められる役割は今後さらに増大すると予想されます。ぜひ一度、私たちの研究成果であるＢＰＳＤの治療法・対応法の開発研究のサイトをご視聴ください[6]。

第9章 脳にダメージを受けた方たちのこころとその支援

【山口加代子】

1 はじめに

私たちの脳はいろいろな働きをしています。大きく分けると、体温や呼吸を調整するなど「生命を維持する」働き、自分の身体を「動かす」働き、匂いや味など外からの刺激を「感じる」という働き、言葉を話したり、「これはリンゴだ」と認識したり、言葉で考えたり記憶したりする「高次な」働きです。脳がダメージを受けると、そのダメージが大きければ「生命維持」ができないこともありますし、命が助かっても身体を「動かす」ことや脳の「高次な」働きに支障が生じることもあります。

この章では脳にダメージを受けた方たち、特に人生の途上で脳に受けたダメージで「高次な」脳の働きに障害（高次脳機能障害）を生じた方たちのこころとその支援についてお伝えしたいと思います。

2 高次脳機能障害の原因

脳にダメージを受けるきっかけは二つしかありません。脳に関する病気か、脳の働きに影響を与える事故です。

大人の場合、高次脳機能障害の一番多い原因は脳卒中です。脳卒中は医学的には脳血管障害と言いますが、同じものです。脳の血管が詰まる脳梗塞、脳の中の血管が切れて脳の中で出血する脳出血、脳の中にあるくも膜の下で出血するくも膜下出血、この三つを脳卒中と言います。脳に関する病気は、その他に脳炎、脳腫瘍や、脳に酸素が行かないことで起こる低酸素脳症などがあり、それらも高次脳機能障害の原因になります。

事故は、交通事故や、高い所から落ちる墜落、倒れて頭をぶつける転倒などがあり、それらが大人では脳卒中の次に多い原因となります。最近では、柔道やラグビーでのスポーツ事故で高次脳機能障害が生じたと、新聞で話題になっているのをご存知の方もいるでしょう。

子どもでは、脳症、脳炎といった病気によって生じることも多く、交通事故による脳外傷、脳卒中、お風呂で溺れたなどで生じる低酸素脳症も原因となります。

3 高次脳機能障害とは？

「高次脳機能障害」ってどんな状態なのでしょうか？　一言でいえば、それまで難なくできたことができなくなる障害です。そして、外見だけではわからず、長い時間一緒にいないとその大変さがわかりにくい障害です。

たとえば、明日「はさみ」と「糊」を持ってくるよう言われ、他の人は持ってきたのに、その人だけ「糊」

を持ってこない。その人は忘れたのでしょうか？　そうではなくて、伝えられたときに「はさみ」というところには注意が向いていたのに、「糊」というところに注意が向いておらず、聞き損ねたのかもしれません。つまり、その人には注意障害があるのかもしれません。

また、明日のお昼ご飯を一緒に食べようと約束して、待ち合わせ場所に行ったけれど、相手が来ない。相手に連絡すると「約束した？」と尋ねられてしまう。相手はとぼけているのでしょうか？　そうではなくて、相手は「約束した」という記憶がないのかもしれません。このように、人とした約束を覚えていない、あるいは思い出せない、こういったことが記憶障害によって生じます。

これらのことは、普段皆さんが難なくやっていることですが、実はこれは脳の中で情報がスムーズに伝達されることでできているのです。ですが、脳にダメージが生じると、必要な情報に注意を向けて、その情報をとらえるとか、その情報を覚えておくといった機能がうまく働かなくなります。このような脳の「高次な」働きに障害が生じた際に「高次脳機能障害」と言います。

皆さんの中にも、聞き損じや物忘れがあるなんて珍しくないという方もおいでになると思います。じゃあ、そういう方がみな高次脳機能障害かというと、そうではありません。「高次脳機能障害」と診断されるのは、あくまでも、脳のダメージがあったという証拠があり、その結果、注意障害や記憶障害などで、日常生活や社会生活に支障が生じた場合だけです。

表9-1は「高次脳機能障害支援モデル事業」(注1)で明らかになったことを示しています。この表からは、高次脳

(注1)　**【高次脳機能障害支援モデル事業】**　医療から福祉までの連続したケアが適切に提供されていなかった高次脳機能障害に対し、この問題に積極的に取り組む地方自治体と国立身体障害者リハビリテーションセンターが、厚生労働省の事業として高次脳機能障害者への連続したケアを実現するために平成13年度から5カ年で実施したものです。この事業の中で「高次脳機能障害とは事故や病気により脳に器質的な異常が生じたことが認められ、日常生活・社会生活に制約が生じ、その主たる原因が記憶障害、注意障害、遂行機能障害、社会的行動障害などの認知障害である」と行政的診断基準が提案されました。

表9-1　出現しやすい障害

●記憶障害	90%
●注意障害	82%
●遂行機能障害	75%
●１症例で３つの障害が併存	70%
●　〃　２つの障害が併存	12%
●社会的行動障害に含まれる障害が１つ以上存在	81%

表9-2　社会的行動障害

●依存性・退行
●欲求コントロールの低下
●感情コントロールの低下
●対人技能拙劣
●固執性
●意欲・発動性の低下
●抑うつ
●感情失禁

機能障害の方に一番多く見られる症状が記憶障害であることがわかります。次に注意障害、遂行機能障害が続きます。「遂行機能」とは、何かをやろうと決めて、計画を立て、それを効率的に行うといった一連の行動を組み立てる機能のことです。この機能に障害が生じると、行き当たりばったりになり、効率的な行動がとれません。「社会的行動障害」とは、社会の中で適切な行動がとれなくなる障害のことです。**表9-2**は高次脳機能障害支援モデル事業で整理された、社会的行動障害に含まれる症状です。わかりやすく言えば、社会的行動障害とは、子どもっぽくなる、我慢できなくなる、人づき合いがうまくいかなくなる、何かにこだわりしつこい、自分から行動しようとしない、落ち込みやすい、すぐ泣いたり怒ったりするといった行動を指します。

ひとりの方にこれらの症状がすべて生じるわけではありません。しかし、社会的行動障害に含まれる症状がひとつでもある方の多いことが**表9-1**からわかります。また、**表9-1**からは、ひとりの人が二つ以上、多くは三つの障害を併せ持つということもわかります。記憶障害だけ、注意障害だけ、ということではなく、記憶障害も注意障害も遂行機能障害もひとりの人に同時に起こることが多いということです。これが、高次脳機能障害のわかりにくさのひとつで、記憶障害と注意障害が重い人もいれば、記憶障害は重いけれども注意障害は軽い人、あるいは記憶障害も注意障害も軽いけれども遂行機能障害が重い人といったように障害の出方のバリエーションがさまざまで、一人ひとり症状が異なるのが高次脳機能障害の特徴です。

繰り返しになりますが、大事なのは、これらの障害が、病気や事故の前からあったときには、それは高次脳機能障害とは言わないということです。あくまでも、病気か事故で脳にダメージを受け、日常生活や社会生活に支障が生じた際にそれを「高次脳機能障害」と言います。

4 高次脳機能障害の人のこころ

脳卒中にしても交通事故にしても、何の前触れもなく、突然起こり、救急車で運ばれ、気がついたら病院の中という状況で始まります。脳に受けたダメージが大きければ、意識喪失が長く、場合によっては何カ月も意識が戻らないということもあります。また、脳に受けたダメージで、身体が動かなくなる、あるいは動きづらくなることも起こりえます。あるいは、身体は何も問題がないのに、脳の「高次な」働きだけに支障が生じるということもあります。このように、脳のダメージはさまざまな影響を人に与えますが、その影響は一人ひとり異なります。そして、高次脳機能障害の多くの方に生じるのは、「前の自分と今の自分との違いがわからない」という現象です。

自分の変化に気づくのも脳の「高次な」働きです。ですから脳にダメージが生じると自分の変化にもうまく気づけなくなるのです。これを「病識欠如」とか「自己意識性の障害」と言います。病識欠如・自己意識性の障害は高次脳機能障害のある方の60％くらいに生じることがわかっています。特に、疲労しやすい（易疲労）ことや、時々幼稚に行動すること（退行）、困難を認めることを拒否する（否認）ことについて自覚しにくいことがわかっています。(6)

自分の変化がわからないというのは脳のダメージによるものですが、「自分の変化を認めたくない」ということもよく起こります。これはごく自然に起こる防衛反応です。高次脳機能障害の当事者であるカーラさんの自伝『目印はフォーク!』という本の中でも、「先生の言うことを私は本気にしなかった」「事の重大さを信じるのを拒否していた」[11]と、「そんなはずはない」「たいしたことない」と思おうとしていることが記されています。自分は前と変わらないと思っている、でも家族や周囲の人は、以前の本人との違いに気づく。家族は良くなってほしいと思い、自分の変化に気づき、改善のための努力をしてほしい。しかし、本人は自分の障害に気づけず、気づかせようとする家族にいらいらする。[20]こんなことが少なくありません。

山田規畝子さんは「今の自分は能力欠損だらけ、普通のことは普通に人並みにできていた自分は『いなくなったんだな』[16]と、自分の変化を言葉にされています。この言葉からは、ものすごい喪失感が伝わってきます。高次脳機能障害の方が失うのは、注意、記憶、遂行機能といった認知機能だけではありません。それまでしていた仕事ができなくなる、それまで通っていた学校に戻れず特別支援学校に復学する、復職はできるけれど役職を失い平社員で戻る、など、人生が大きく変わることが少なくありません。それにともない収入が減る、あるいは失う、社会的な地位や居場所やそこでの人間関係を失う。なかには離婚というかたちで家族との別れを経験する方もいらっしゃいます。そして、その人のこころの中では、人生の目標や、自己有能感・自己肯定感といった自分に対してもっていた思い、それらを失う。高次脳機能障害が生じるとは、こういう喪失をともなうものに他ならないのです。

「そう。高次脳機能障害の本当のつらさがここにある。おかしな自分がわかるからつらい。……知能の低下はひどくないので、自分の失敗がわかる。失敗したとき、人が何を言っているかもわかる。だから悲しい。いっこうにしゃんとしてくれない頭にイライラする。度重なるミスに、われながらあきれるわ、へこむわ、まったく自分が自分でいやになる」[15]と先ほどの山田さんは書いており、以前と違う自分を周りがどう思っているのかがわかることで傷つく様子も伝わってきます。

脳卒中になった方の4割が一度はうつ状態になることがわかっています。脳外傷の方は志気を失い，将来に不安を感じ，自尊心が低くなっていることが少なくありません[2]。このように，脳損傷後には「不安，抑うつ，過敏性，他者への不信，絶望感，無気力，怒り，恐怖心，社会的ひきこもり」が生じやすく，このような症状が脳損傷の方の約半数の人に生じるのです[10]。

つまり高次脳機能障害になるということは，自分の変化に気づけても気づけなくても，周囲の関わり方の変化には気づき，何らかの喪失を感じ，やる気を失い，将来に不安を感じ，不安や抑うつなどの心理状態に陥ることが珍しくないということです。そんな状態で暮らしていると，いらいらした気分を味わう方も多く見られます。山田さんも「壊れた脳は本人の意思とは別にフリーズすることがあって，その間の感情のコントロールが困難だったり，場の雰囲気を読めないことがあって良くない言動をしたりすることもある」[17]と，脳がフリーズすると「良くない言動」をすると書いています。

この良くない言動とは，いわゆる「キレる」ということです。先ほどお示しした社会的行動障害ですね。特に，交通事故で脳にダメージを負った方にこの社会的行動障害が生じやすいことがわかっています。それは，交通事故はぶつかった衝撃で脳が前後に大きく揺さぶられ，前頭葉眼窩面という，欲求や感情のコントロールを司っている脳の前の下のほうを損傷しやすいからです。

ご本人たちは好きで「キレ」ているわけではありません。何かをきっかけに「感情の嵐」がこみあげてきて，暴言や暴力というかたちで出てしまい，自分でもどうにもできず，キレた後は深く落ち込むといったことが少なくありません。

5 高次脳機能障害の方への支援

このような方たちへの支援として行われているのが「神経心理学的リハビリテーション」です。神経心理学的リハビリテーションは、まずは、評価から始まります。評価は、どのような経緯で脳損傷を負ったかとか、脳の画像など他の専門分野や第三者からの情報を収集することから始めます。そしてご本人と面接し、行動を観察したうえで、神経心理学的検査を用いて評価します。ご本人はご自分の障害に気づいていないために、評価を受けようという動機が低いことが多いので、評価する際には評価を受ける抵抗感にも配慮しつつ、評価の目的をわかりやすく説明し、評価に対する同意と協力を求めることが必要です[18]。評価する際には、ご本人のできなくなったことだけでなく、できること・強みに対しても評価することが重要です[14]。それは、できることやその人の強みを見つけることが、その後のリハビリテーションにとって鍵になることが多いからです。評価は、認知機能だけではなく抑うつなどの情動や喪失、環境要因についても行っていきます[19]。

神経心理学的リハビリテーションには、①認知的アプローチ、②代償的アプローチ、③環境調整的アプローチ、④心理教育的アプローチといった四つのアプローチがあります（**表9-3**）。

「認知的アプローチ」には二つの目的があります。ひとつは認知機能の回復です。脳損傷後の6カ月は特に回復期と言われ、認知的アプローチが有効な時期です。その時期に、すべての認知機能の土台とも言われる注意機能に対して認知リハビリテーションを行うことは、その有効性が立証されています。この時期は、当事者の自分に対する気づきが不十分なことが多いので、実施する際には当事者の動機と感情への配慮が特に重要です。

もうひとつの目的は、当事者が自らに生じている変化を理解することです。「神経心理学的リハビリテーションは患者が自分の行動を観察するのを助け、観察することを通して、脳損傷の直接的間接的な影響を教え

表9-3　神経心理学的リハビリテーションの方法論

①機能的アプローチ 認知機能の回復・変化の理解を目的に
②代償的アプローチ 残存機能を用いて代償を目的に
③環境調整的アプローチ 生じた支障の減少を目的に
④心理教育的アプローチ 自分と社会に適応していくことを目的に

る①」ものです。つまり、認知的アプローチを通して、当事者が自分の変化を観察し、理解し、その理解のもとに、失った機能を代償する必要性や環境調整を受け入れるためにも必要です。

「代償的アプローチ」とは、たとえば注意障害がある場合は、何かをした後に必ず見直してミスを減らすとか、記憶障害があれば必要なことをメモに書いて見て確認する、遂行機能障害があればすべきことを時系列に書いておき、それを見て行動するなど、まずは苦手になったことを自分で補う方法を身につけていくというアプローチです。どんな代償手段を用いるのかを決めていくときにも、どのような対処法なら受け入れられるか、使いこなせるかと、当事者の能力だけでなく、動機や感情に配慮し、個々の方に合った代償手段を選択し活用を勧めていきます。

また、「環境調整的アプローチ」を早期から行うことで、障害があっても当事者が安心して生活できるように配慮することも重要です。環境調整的アプローチは、他者の協力を得て、不要な物を片づけ、必要な物を目につきやすくするとか、次にすべきことがわかりやすいような表示をドアに貼っておくなど、環境を整えるアプローチです。復職する際には静かなスペースを用意してもらう、ミスが生じにくい仕事に変更するなど、物理的環境調整が必要なことがあります。あるいは家族や所属している学校や会社、地域に対し、高次脳機能障害に対する理解を進め、当事者への対応の仕方に対する具体的な助言をすることで、人的環境調整⑨

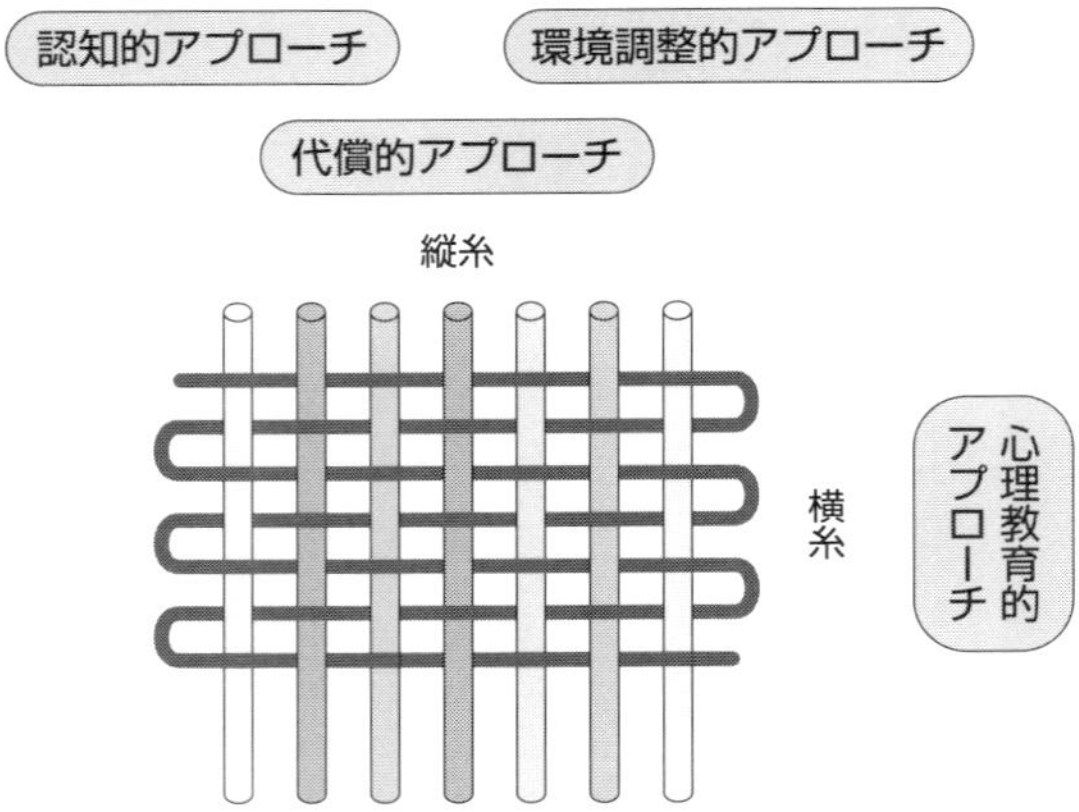

図9-1　神経心理学的リハビリテーションの構造

を行い、当事者が生きやすくなるように支援していきます。

認知的アプローチ、代償的アプローチ、環境調整的アプローチが縦糸だとすれば、そのすべての横糸として編み込まれているのが「心理教育的アプローチ」です（**図9-1**）。機能的アプローチをしつつ、認知機能の変化を高次脳機能障害の症状として説明し、回復に向けて具体的に何をしていけばよいのか助言します。その一方で、自分の変化を目の当たりにすることで生じる否認、悲哀、喪失といったさまざまな感情に寄り添いながら、自分の変化を理解できるように伝え、機能回復への意欲を支えるとともに、代償や環境調整といったアプローチがあることを伝え、当事者が受け入れられるよう支援します。

心理教育的アプローチが特に求められている領域は、社会的行動障害と自己意識性の障害です。社会的行動障害は家族が一番困るだけでなく、復学や就労の際に大きな支障になります。まずは、生じている行動の背景にある高次脳機能障害や、行動が起こるきっかけを把握し、当事者に自覚をうながし行動変容を図る、必要な環境調整を図るといったことが必要になります。自己意識性の障害に対しては、評価を受けるだけで当事者が自分の障害を認識できることはまずありません。脳のメカニズムと絡めながら、当事者の「認めたくない」という気持ちも

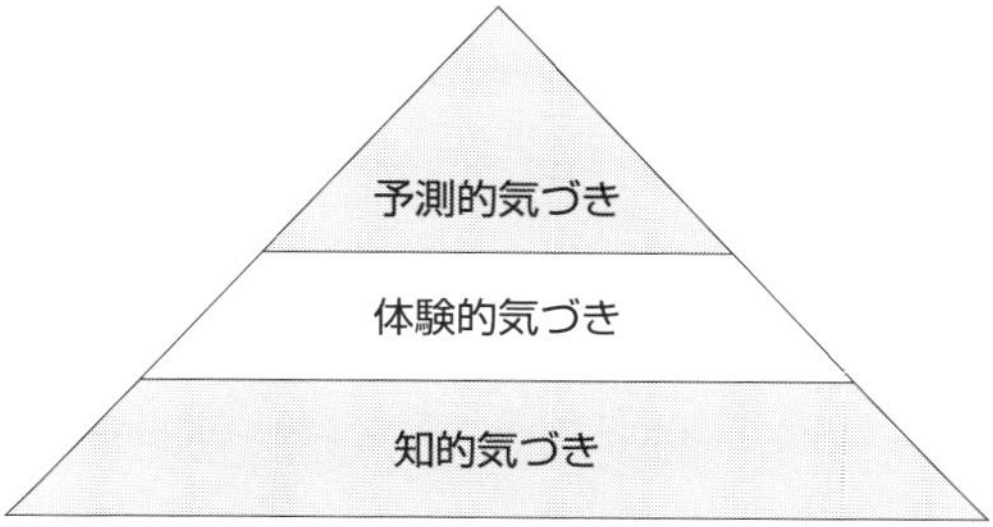

図9-2　クロッサンらによる自己認識の階層[3]

尊重しつつ、当事者が理解できるように説明することで「知的に気づく」ことから始めます。知的な気づきが形成されると、日々の行動を通して「体験的に気づく」ことができ、さらにこういう状況ではこうなるだろうといった「予測的気づき」[3]を得られることで、生活上の支障を減らすことができます（**図9-2**）。しかし、自己意識性の障害がある方は、「自分は事故前と何も変わっていない」、あるいは「そう言われるけど実感がない」などと、体験的気づきを得られにくいことも少なくありません。

社会に戻って仕事をしたり学業を続けるうえで、脳の働きが以前と違うことに気づいていないと、できないことを「できる」と言って失敗してしまったり、周囲から「ミスばかりする」と言われ、本人が落ち込んでしまうといったことが往々にして起こります。ですから、社会復帰の条件として自分の状態に気づいているということが必要です。気づきの低下を治療するためには、信頼された治療関係をつくり、支持的な雰囲気の中で、直面したことや失敗を取り扱うことが必要です[4]。対応するときには、生じている問題や障害についてその場で伝えるリアルフィードバックと、どうすればできるかをセットで提供することが必要であり、当事者がそれを受け入れられるためには、治療者との間に信頼関係を築くことが不可欠です。

支援モデル事業の報告書によれば、高次脳機能障害の訓練に最も多く関連していたのが心理士でした。そして、心理士の業務内容と関与する時間は、カウンセリング40・9％、訓練36・4％、評価22・7％[5]で、カウンセリングに最も多くの時間が割かれていました。カウンセリングのテーマは、障害を負ったことで生じる「抑うつ、不安、葛藤」といった心理反応だけでなく、障害を契機に生じた「人間関係の問題」「人生の見直し」、そして障害を受け入れ新たな道を選択するという「障害受容」などです。

カウンセリングの対象は当事者だけでなく家族も含まれます。ほとんどの家族は突然の出来事に混乱し、どう対応してよいのかわからない状態にいます。家族は身体障害や言語障害よりも「高次脳機能障害」に困難を感じます。[8]「救命されたことに一息ついた後、人格が変わったように感じられる障害に驚き、患者を再び家族の一員として受容するためには多くの情報と支援を必要としている」[7]とあるように、家族に対してもその心理状態を理解し、家族にとって必要な情報を、家族の状態を見つつわかりやすく伝えていくとともに、家族のこころを支援することが必要です。家族が混乱したり不安になったりすれば、環境からの刺激をうまく処理できない高次脳機能障害の方に大きな影響を及ぼします。したがって、まずは家族の精神衛生のために、そして当事者が落ち着いて生活できるためにも家族支援が欠かせません。

実際に支援した一例を挙げたいと思います。

【ケース　Aさん】

Aさんは大きな物を運搬する仕事に従事していました。そして、仕事中に高い所から転落して、脳外傷を生じました。救急病院、回復期リハビリテーション病院を経て、手足に障害がなかったため自宅に退院されました。その後、リハビリテーションセンターで、神経心理学的リハビリテーションが開始されました。

まずは、困っていることをうかがいました。ご本人は「どこにでも親がついてくる。いらいらする」と、事故を契機に一人暮らしから両親の家に戻り、ひとりでの外出がままならないことが不満な様子でした。両親は「服もひとりで着られない。5歳の孫ができることができない。食事もこぼし放題。外出すれば家に戻れない。

お菓子やお金の我慢ができない。そんな息子が情けない」と訴えました。

神経心理学的評価を実施しました。注意の検査でも記憶や遂行機能の検査でも，それぞれ重篤な障害が認められました。「服を着られない」というのは，服の前後や表裏に気づかない，ボタンを互い違いに止める，ズボンのチャックが開いていても気づかないなど，必要なところに注意を向けられないという注意障害や，左側にある物に気づきにくい（左半側空間無視）という症状から来ていました。また「家に帰れない」というのは，記憶障害や，あたりの景色を見てもそこがどこなのかわからない，道順を覚えられない（地誌的見当識障害）という症状があったために，自宅近くの景色を見ても家に戻れなかったからです。この症状ゆえに家族は「ひとりで外出させられない」，ご本人は「どこにでもついてくる」と，それぞれが困り感を強めていました。

認知的アプローチとしては，紙面に複数の図形がある中で，△なら△と決めておいて，複数ある中から△だけに丸をつけるといった注意の選択性の課題を実施しました。Aさんは注意障害と左半側空間無視があったので，特に左下にある△に気づくことができませんでした。見落としやすいこと，特に左を見落としやすいことに少しずつ気づいていただき，必ず見直す習慣をつくっていきました。Aさんは，初めは「自分が以前と違う」ということをなかなか認めようとしませんでしたが，課題を替え繰り返す中で「見落としが多い」「左下が弱い」と実感できるようになりました。

代償的アプローチとしては，頻繁になくす財布や，電車などにワンタッチで乗れるカードはズボンのベルト通しにチェーンでつなぐ，身なりについては洗面所と玄関前に全身が映る鏡をセットし，そこで必ず確認することを助言しました。

物理的な環境調整としては，家にいると互いにいらいらしてしまうため，父母と離れている時間を増やすことを提案しました。具体的には高次脳機能障害の方が通う作業所に通うことを勧め，通う際もひとりでは通えなかったので，自立生活アシスタントの方についてもらい練習し，ひとりで通えるようにしました。

ひとりで通えるようになって生じた問題は、作業所の行き帰りにファストフード店やファミリーレストランで、２０００キロカロリー以上の飲食をしてしまい、体重が１００キロを超えてしまったこと、それらの場所に焼酎を持って行きフリードリンクに入れて飲むことでした。作業所が休みの日には遠くに出かけ飲酒し、財布をなくして帰ってくるといったこともありました。また、家族が、食べ過ぎを心配してあまりお金を渡さないでいると、万引きをして警察に捕まりました。Ａさんは欲求がうまくコントロールできない状態だったのです。

本人は働きたい気持ちが強くて、作業所に行きながらもアルバイトに応募しました。初めは行く時間を間違えたり、地図を見ても面接場所に行かれなかったりしたのですが、だんだん時間までに指定された場所に行けるようになり、皿洗いの仕事で採用されました。ところが採用されてもその日に解雇されました。つまり、Ａさんは注意障害や記憶障害があることは認識できる（知的気づき）ようになっていましたが、自分の障害ゆえに働いた際に洗い残しなどが生じるといった認識（予測的気づき）がもてず、アルバイトに何十件も応募し、やっと採用されてもすぐに解雇されてしまったのです。

家族は、Ａさんの日々の行動が気になって仕方がありません。以前はとてもきちんとして親孝行だったＡさんが、「5歳の孫ができることができない」姿を見るのはとても辛かったと思います。特にお母さんが「チャックが開いてる」などと服がうまく着られていないことを注意するとご本人がキレてしまい、お母さんを壁に押しやる、首を絞めるといった行動も出ました。そんなお母さんに対し、カウンセリングを通してお母さんの思いを大事にしながら、できないことを指摘するのではなく、できたところをほめるように助言しました（家族支援・心理教育）。お母さん自身も感情的になっていたので、最初はとうてい受け入れられず、実行できませんでしたが、気持ちが落ち着いてきたときに助言どおりやってみたら、本人が黙って着替えなおしたということを経験しました。そこから少しずつ、お母さんも気になったことを感情的に伝えるのではなく、できるようになったことをほめるようにしたところ（人的環境調整）、Aさんの行動も変わっていきました。

初めはお母さんに対し「あいつは敵」と言い切っていたAさんも、カウンセリングの中で自分の気持ちを受け止めてもらうことで、作業所の中で自分の作品にミスが多いことを受け入れられるようになり、だんだん落ち着き、通帳や銀行のカードはお母さんが管理すること、お母さんが冷蔵庫に張っておいた封筒（1日分の千円が入っている）の中のお金で1日過ごすことも受け入れられるようになりました。お母さんのほうも「いつも左手に包丁を持っている気がする」という状態から、「私の人生どうしてくれんのよと思っていましたが、この子を含めて私の人生だなと思えるようになりました」（障害受容）と語れるようになりました。

2年経って、神経心理学的検査の結果では、記憶障害はいくぶん軽くなりましたが本人なりに努力している姿が見られ、注意障害はほとんど変わりませんでした。困った行動もなくなったわけではありませんが、家族が目をつぶれるくらいになりました。そして今、Aさんは自分に高次脳機能障害があることを受け入れ（障害受容）、作業所で頑張っています。またご家族もそんなAさんの頑張りを共感的に理解できるようになり、落ち着きました。

このように、高次脳機能障害に対する神経心理学的リハビリテーションは、認知的、代償的、環境調整、心理教育のそれぞれのアプローチを中心に、カウンセリングや家族支援も含む重層的なリハビリテーションです。神経心理学的リハビリテーションはリハビリテーション病院やリハビリテーションセンターなどで実施されることが多いと思います。病院やセンターでのリハビリテーションが終わると、元の学校や職場に戻る方もいますが、就労移行支援施設や作業所など地域の居場所に移行していく方もいます。

高次脳機能障害の方が生活していくためには、周囲の方の理解が必要です。それぞれの方に合った環境下で、必要な代償手段を使い、自分に合った活動をしていくことで、少しでも自己肯定感をもてるよう、長期的な支援が求められます。

6 おわりに

脳にダメージを受けた方たちのこころとその支援について述べました。当事者と家族は、予期していなかった出来事にどう対処していけばいいのか、そして、脳のダメージの結果生じた症状を抱えながらどう生きていけばいいのか、戸惑いながら生きています。支援する側は、脳損傷に対する知識だけでなく、脳にダメージを負った方とその家族のこころに寄り添いつつ、ともに道を探していくような支援が求められています。

高次脳機能障害のリハビリテーションにおいて「心理職は高次脳機能障害のアプローチを実践する際には欠かせない職種になった」[12]との指摘もありますが、心理士がリハビリテーションチームに含まれていないこともまだまだ少なくないのが日本の現状です。「脳外傷受傷後十年以上経った方たちも社会認知に問題を抱えている割合が多く、本人・家族に対する心のケアが必要である」[13]と言うように、脳にダメージを受けた方たちに対し、長期的な支援が必要です。通学先や就労先が変われば新たな支援が必要になることも少なくありません。人生のライフステージの折々に支援していかれる仕組みが必要です。また、心理士は当事者・家族を直接支援するだけでなく、同じ機関のチームで関わる他職種や、地域で関わっているスタッフに対し、心理学的な視点や知見を提供することで、チームや地域のスタッフがより適切な支援が提供できるようバックアップすることも求められています。さらに、高次脳機能障害に対する啓発活動も必要だと思います。

今後、より多くの心理士が、脳にダメージを受けた方に対するリハビリテーションに関与できることをこころから望んでいます。

推薦図書

阿部順子・東川悦子編著（二〇一五）『高次脳機能障害を生きる――当事者・家族・専門職の語り』ミネルヴァ書房

この本は、高次脳機能障害支援モデル事業が開始される大きな原動力となった、「日本脳外傷友の会」発足15周年の記念誌として発刊されました。これまで当事者の自伝は何冊も発刊されていますが、この本は当事者と家族が「高次脳機能障害とともにどう生きているのか」とそのこころのうちを語った本であり、その当事者と家族を支援した専門家が専門的な立場からそれに解説を加えるという画期的な本です。ぜひお読みいただき、当事者と家族の抱えている現実と苦しみもがきながら前に進んでいる姿、そしてそれに寄り添い支援する専門家の姿、その双方に触れて、あなたも支援者の輪に加わっていただけたらと思います。

第10章 精神の病と脳のはたらき

——統合失調症を中心に

【松井三枝】

1 はじめに

こころの病気（精神の病：精神疾患）の患者数は、近年増えてきているといわれており、平成26年度における厚生労働省の患者調査では392万人となっています。厚生労働省は平成18年度に、がん、糖尿病、脳卒中、急性心筋梗塞を「四大疾病」と位置づけてきましたが、患者数が多くなっていることなどから、平成23年度にはこれに「こころの病気（精神疾患）」を加えて「五大疾病」としていくことにしました。内訳としては、多いものから、うつ病（約112万人）、統合失調症（約77万人）、不安障害などの神経症性障害、ストレス関連障害および身体表現性障害（約72万人）、薬物・アルコール依存症など精神作用物質の使用による精神および行動の障害（約9万人）となっています。さらに、精神病床への入院患者数を病気別にみると、平成23年の時点で29・3万人、その中でも統合失調症が最も多く、17・2万人となっています。この意味で精神の病の中では、統合失調症はとても重要な病気といえます。したがって、この章では統合失調症に絞って紹介してゆきたいと思います。

2 統合失調症とは

統合失調症は、脳の機能の障害が主な症状である病気です。およそ100人にひとりの割合でかかるといわれており、特に珍しい病気ではなく、むしろとても身近な病気といえます。若い人がかかりやすい病気で、発症する人の80％は、15歳から30歳の間に発症するといわれています。よって、小学生でかかる人はほとんどいませんが、中学生くらいから発病する人が現れます。思春期・青年期がピークで、40歳を過ぎると発病する人も減ってゆきます。男女で病気のかかりやすさは変わらないですが、女性のほうが男性よりも発病年齢がやや高く、症状が軽いといわれています。女性ホルモンが病気の悪化を防止するという研究者もいます。

診断基準として国際的に認められているものは、米国精神医学会によるＤＳＭ-５（**表10-1**）およびＷＨＯの国際疾病分類（ＩＣＤ-10）です。統合失調症は定義上、6カ月あるいはそれ以上続く障害で、少なくとも1カ月間の妄想や幻覚、解体した会話、ひどく解体したあるいは緊張病性の症状（興奮・昏迷のため、同じ姿勢を固持する、相手の言葉をオウム返ししたり、相手の動作を反復する、拒否的態度を示す、無言などの症状）、陰性症状などが含まれています。幻覚と妄想は統合失調症の代表的な症状で、これらをまとめて「陽性症状」（健常者にはみられず、発病するとあらたに生み出されるという意味）と呼ぶことがあります。幻覚とは、実際にはないものが感覚として感じられることを言います。見間違いや聞き間違いのような「錯覚」とは違って、そこに存在しないものを知覚してしまうことをいいます。幻覚はすべての感覚器に起こりえますが（たとえば、聴覚や視覚、嗅覚、味覚、触覚）、統合失調症では、聴覚についての幻覚、つまり「幻聴」が何よりも一般

表10-1　DSM-5の統合失調症の診断基準（主要部分のみ抜粋）

A)	以下のうち2つ（またはそれ以上），おのおのが1カ月間（または治療が成功した際により短い期間）ほとんどいつも存在する。これらのうち少なくとも1つは（1）か（2）か（3）である。 （1）妄　想 （2）幻　覚 （3）まとまりのない発語（例：頻繁な脱線または滅裂） （4）ひどくまとまりのない，または緊張病性の行動 （5）陰性症状（すなわち感情の平板化，意欲欠如）
B)	発症以降の期間の大部分における，仕事，対人関係，自己管理などの面での1つ以上の機能レベルの著しい低下。
C)	障害の持続的な徴候が少なくとも6カ月間存在する。

的で特徴的な幻覚です。幻聴にもいろいろありますが、何人もの人が自分のことを噂し合っている声や、「〇〇をしろ」という命令、さらに自分のやることをいちいち実況中継するような声が聞こえるのが典型的なパターンです。聞こえる内容は、自分の悪口や噂話が多く、特に人に知られたくない秘密が聞こえることが多いです。妄想は、明らかに誤った内容のことを信じてしまい、周りが訂正しようとしてもその訂正を受け入れられない考えのことです。妄想の内容にはさまざまな種類があります。代表的なものに、他人が自分を害しようとしていると思い込む「被害妄想」や、周囲の出来事を自分に関係づける「関係妄想」があります。さらに、何かに追われていると考える「追跡妄想」や、誰かに見張られていると考える「注察妄想」があります。また、自分には世界を動かす力があるといった「誇大妄想」が出現することもあります。さらに、考えていることが声になって聞こえる「考想化声」、自分の意思に反して誰かに考えや体を操られてしまう「作為体験」、自分の考えが世界中に知れわたっている「考想伝播」といった、自分の考えや行動に関する妄想に近い症状があります。このような症状は「自我障害」と呼ばれています。

陽性症状と反対に「陰性症状」と呼ばれるものがあります。こちらは、「健常者の機能が欠落あるいは減弱したようにみえる」状態です。この症状では、感情の起伏が乏しくなります。健康な人が日々感じる、喜ぶ、怒る、哀しむ、楽しむ、といった感情が弱くなり、実際に表情の変化も乏しくなります。また、意欲が減退します。勉強や仕事に対する意欲だけではなく、遊ぶことにも、それまで好きだったことにも関心が弱くなります。部屋の中をきれいにすることや身だしなみにも無頓着になります。家族や友人を含め、ほかの人と会ったりコミュニケーションしたりするのを避けるようになります。外出することを避け、自分の部屋にひきこもる人もいます。

3　統合失調症の原因

統合失調症になぜかかる人がいるのかは、まだ完全にわかっているとはいえません。しかしながら、世界中の医学者や研究者がその原因究明のための研究をしています。はっきりしているとはいえないけれども、脳の病気であることはだんだんわかってきています。さまざまな研究から、「脳の前頭葉や側頭葉といわれる部位が小さくなっている」「脳の前頭葉の働きが低下している」「脳細胞と脳細胞の間で情報をやりとりするための神経伝達物質のうち、ドーパミンという物質の働きが過剰になっている」「同じく神経伝達物質のうち、グルタミン酸の働きが低下している」などが現在有力な説とされています。

この病気が遺伝の影響を受けるかどうかは、はっきりといえるわけではありません。これまでの報告からは、一方の親が統合失調症の場合、その子どもが発病する確率は約13％、両親ともの場合は46％、きょうだいでは9％ということです。しかし、まったく同じ遺伝子をもつ一卵生の双生児でも、両方が発病する確率は48％ということです。[3] つまりこれらのことから、遺伝の問題は大なり小なりあるかもしれませんが、統合失調症は遺伝の問題だけで発病するわけではないことがわかってきています。今日では、遺伝に加え、母親のおなかの中にいるときから発病に至るまでの、数多くの出来事の影響が積み重なって発病すると考えられています。進学、就職、独立、結婚など、人生の進路における変化が発症のきっかけとなりやすいようです。そのようなことから、本人がもともともっている発症のしやすさと、なんらかのストレスのかかる環境的なきっかけが重なって発症に至るという、「ストレス脆弱性モデル」が発症のメカニズムとして考えられることもあります。私たちの日常生活には、誰にでもさまざまなストレスがあります。そして、私たちは日々ストレスを受けながらも、そのストレスを解消し、健康的な生活を維持するようにしています。しかし、健康な状態を維持するために許容できるストレスの量は、人によって異なっています。その人にとって、許容量を超えてしまうほどのストレスがあるときに、統合失調症を発症するのではないかと考えられています。「ストレス脆弱性モデル」では、このストレスに対する許容量が多くない人が統合失調症になりやすいと考えられています。しかし、そのはっきりした理由はまだわかっていません。生まれつきストレスに対する許容量が小さいのか、妊娠期や出産期における感染や、何らかのトラブルによる脳の発達の遅れや問題が関与しているのか、ストレスを抱えやすい傾向があるのか、など考えられるかもしれません。

4 統合失調症の治療

統合失調症の治療の柱のひとつが、薬物治療です。その中心になるのが抗精神病薬(「統合失調症などの精神病の治療薬」という意味です)です。特に、幻覚や妄想などの陽性症状が強い時期では、薬物療法は重要です。また、陽性症状が軽減した後も、薬物療法は再発を予防する効果があるので、継続して飲み続けることが必要です。陽性症状が改善した後も薬物療法を続けなかった場合、数年で60~80%の患者さんが再発してしまうとされています。逆に、陽性症状の改善後も、抗精神病薬を服薬し続けると、再発率が減少します。このため、患者さん自身やその家族も、薬物療法の意義を理解しておくことは大事です。

薬物療法とともに、心理社会的治療が統合失調症の治療では重要といわれています。特に、陰性症状やこの後に説明する認知機能障害を著しく改善する薬はまだ開発されていないこともあり、薬物療法と心理社会的治療法は、治療法の両輪になっています。心理社会的治療法には、病気の知識やストレスへの対処法を学ぶ心理教育や、人間関係をうまく進めるコツなどを練習する社会生活技能訓練、記憶や集中などの力をつけるための認知リハビリテーション（認知機能改善療法）など、さまざまな方法があります。病院やクリニックに併設されたデイケアという場で仲間と過ごすことも、回復に役立ちます。また、いろいろな作業をしたり、スポーツや趣味のグループ活動に参加することも、回復に役立ちます。心理社会的治療法については、多くの場合、医師以外の医療従事者である看護師、精神保健福祉士、作業療法士、心理師などがそれぞれの専門性を活かしながらチームで取り組んでいます。

5　認知機能の問題

薬物療法によって、ある程度まで陽性症状を改善することはできますが、にもかかわらず、それだけでは社会復帰にまで至らないことが多いのが現状です。そこで、「陽性症状」「陰性症状」と並んで、統合失調症の症状として注目されるようになってきたのが「認知機能障害」です。認知機能というのは、記憶したり、注意を適切に集中させたり、計画を立てたり、判断したりする能力のことです。健康な人は、それとは意識せずにこの認知機能を働かせていますが、統合失調症の場合、この機能が低下します。認知機能の低下は、勉強や就労をはじめ生活のさまざまな場面で大きく影響します。記憶力が低下すると、新しい仕事のやりかたを覚えることが難しくなります。作業の途中で、どこまで終了したかわからなくなることもあります。注意を適切に集中できないと、相手の話に集中しないといけない場面で、ほかのことに注意がそれてしまったりします。必要のない情報まで入ってきて、処理しきれず混乱することもあります。計画したり判断したりする力が低下すると、仕事だけではなく、生活の中で、たとえば料理や掃除などの家事をする場合にも困難が起きます。このような、低下してしまった認知機能を改善するための治療が、心理社会的治療のひとつであり、心理学の専門家の関与がとても大事になってきます。

6 統合失調症の認知機能についての研究

統合失調症に認知機能障害があるかどうかを客観的に明らかにすることが、具体な対処法を立ててゆくうえで重要なことになります。以前、統合失調症の問題として主に目が向けられたのは華々しい症状である陽性症状であり、治療も陽性症状に対する薬物療法が主体でした。近年になって、認知機能に目が向けられてきているわけですが、欧米では１９９０年代に入って、認知機能検査や心理検査を用いる研究が報告されたことで、わかることもだんだん増えてきています。日本でも最近はそのような検討がされるようになってきていますが、わが国では私たちが、比較的先駆けて検討してきました。私たちは実行機能（目的をもった一連の行動を自らうまく成し遂げるために必要なはたらき）、ワーキングメモリ（何か目的をもって作業しているときに使用している一時的な記憶のはたらき）、処理スピード、言語、記憶、および空間統合（方向性や距離・奥行きなど）の認知領域（認知のそれぞれの種類）に対する日本語版神経心理検査をくみ、日本人の健常者約１００名に行って標準値を算出しました。それに基づいて、日本人の統合失調症患者と統合失調型障害患者にこの検査バッテリー（検査の組み合わせ）を施行し、認知機能の特徴を明らかにしました。[10] なお、ＩＣＤ-10の診断に基づくと、統合失調型障害は、統合失調症にみられるものに類似した奇異な行動と、思考、感情の異常を特徴とする障害ですが、いずれの段階においても明瞭で特有な統合失調症の患者でみられる異常を認めないものとなります。したがって、この統合失調型障害には、統合失調症に発展せず人格障害にとどまるもの（統合失調型人格障害）と、統合失調症に発展するもの（前駆期統合失調症）が含まれます。統合失調型障害という診断の時点では、統合失調症に発展するかどうかは定かではありませんが、これを対象とすることにより、統合失調症にかかる前に認知機能障害があるかないかを知る、大いなる参考資料が得られることになります。統合失調型障害と統合失調症患者の認知心理学の特徴を、新しい日本語版検査バッテリーで比較検討した結果、統合失調型障害と統合失調症の双方に共通して、記憶機能および処理スピードの低下を認めました。一方、実行機能やワーキングメモリでは、統合失調型障害より統合失調症でその障害が著しいということがわかりました。統合失調型障害と統合失調症とで、脳磁気共鳴画像（ＭＲＩ）による灰白質（脳の中で神経細胞が集まる領域で灰色がかって見えるところ）の体積の比較検討も行いました[16]。その結果、統合失調症では前頭葉と側頭葉とで灰白質の体積が減少していました。一方、統合失調型障害では、側頭葉の体積の減少は統合失調症と類似していましたが、内側前頭葉（脳の前頭葉の内側）の領域における灰白質の体積は、比較的保たれていました。したがって、この脳画像の所見と認知機能の特徴を考えあわせると、記憶に関連した側頭葉の機能の変化は統合失調症の前駆期（診断がつく前で「何となくおかしい」といった感じはあるが、明らかな症状が乏しい時期）から認められ、またこのことは統合失調症圏の人に共通した特徴といえます。統合失調症ではそれに加えて、実行機能やワーキングメモリに関連した前頭葉の機能障害が加わってくるものと考えられました。

7　統合失調症における社会の情報の認知とそのための知識

社会的機能の障害は統合失調症の著しい特徴です。認知機能の検討としては、これまで、知覚、記憶、学習、注意、運動、空間認知、言語など、基本的な認知機能について行われてきました。他方、統合失調症の特徴であるにもかかわらず、社会的な機能に関連した社会的認知（人が社会からの情報を認知する過程）の検討はそれほど多くはなく、認知機能の研究からは別個に扱われてきました。しかし最近、社会的認知の神経基盤が注目を浴びてきており、そのような観点から統合失調症における研究も行われるようになってきました。社会的認知の研究は、社会的知覚、帰属スタイル（人が何かに成功したり失敗したりするときに、なぜそうなったのかの原因を考えますが、個人ごとにこの考え方の習慣が違います。この違いのことをいう）、社会的知識、情動およびこころの理論など、扱われる内容の範囲が広いといえます。私たちはスクリプト、つまり、特定の状況とそれにともなうルーチン化された行動の順番についての一般的知識が、統合失調症でどのようになるかを検討しました[9]。たとえば「スーパーマーケットで買い物をする」という状況で検討を行いました。スーパーマーケットで買い物をするときに起こりうるさまざまな出来事について、それぞれがどれだけ典型的か判断を求める課題を行ったところ、結果は次のようになりました。高頻度で起こること（商品をかごに入れる、会計をする、商品を袋に詰める、レジに並ぶ、など）と、低頻度で起こること（電気を消す、洗濯をする、車の運転をする、服を着替える、など）を正しく判断する率に比べ、中頻度なこと（近所の人に会う、販売員に勧められて試食をする、店員がレジを打ち間違える、商品を床に落とす、など）の判断での正答率は、健常者より統合失調症患者でよくありませんでした。また、自由再生課題（スーパーマーケットで買い物をするときに起こる、典型的な出来事そのものを述べてもらう課題）、頻度判断課題（スーパーマーケットで買い物をするときに起こりうる、さまざまな出来事の典型性の判断課題〈その出来事はよく起こることか、時々起こることか、あるいはめったに起こらないことかを判断してもらう課題〉）、および並び替え課題（スーパーマーケットで買い物をするときに起こる出来事の、順序を正しく並び換える課題）のいずれにおいても、健常者より統合失調症の成績がよくありませんでした。このことから、日常よくある状況において、統合失調症患者では、特に、明白な出来事でない場合の判断がよくなく、健常者とは異なる知識構造をもっている可能性がうかがわれました。

8　認知機能改善のための基礎的研究

統合失調症の認知機能障害が改善できるか否かの問題が次に浮上してきたことで、このことに関する基礎的な研究もなされてきました。このためには、認知機能障害の程度のみならず、さらに認知の仕方の特徴についての研究報告が参考になります。私たちは認知機能障害に関し改善する可能性があるかどうかについて、基礎的な検討をいくつか行ってきました。その結果、記憶の仕方をほのめかしても統合失調症の記憶は改善しない[7]が、はっきりとわかりやすく記憶の仕方を教えた後の記憶成績を検討したところ、一時的に改善する可能性がうかがわれました[5]。足場づくり（課題の複雑さを参加者の能力のレベルに合わせ、段階的にその複雑さを増していく方法）や、誤りなし学習（学習に際して誤りを生じさせずに成功することを保証して、課題にうまくとり組めるようにする方法）が功を奏することも、ケース研究で確認しました[6][13]。また、課題の難易度を考慮した社会的知識の再構成の訓練（たとえば「スーパーマーケットで買い物をする」という状況での認識の仕方をみなおす訓練）による改善の可能性も示唆され[8]、潜在的な学習の可能性がうかがえました。

9　統合失調症の認知機能改善療法

統合失調症における認知機能の障害は、陽性症状や陰性症状とともに重要な症状のひとつであると考えられており、注意、記憶、遂行機能など広い領域にわたって認められます[10]。薬物療法の進歩によって陽性症状の改善はかなりの程度認められるようになりましたが、患者さんの社会参加の促進は大きな課題として残っています。そうした社会参加における困難には、陽性症状や陰性症状よりも認知機能障害が強く関連し、認知機能はその後の就労や日常生活における自立を含めた予後を予測するということが報告されてきています[4][14]。したがって、認知機能の改善は患者さんの予後にポジティヴな効果を及ぼすことが期待されます。そのような背景から、認知機能に直接介入する心理社会的治療として、「認知機能改善療法」の開発が進められています[19]。

認知機能改善療法の定義

2010年、イタリアのフィレンツェで開催された国際統合失調症研究カンファレンスにおいて、認知機能改善療法（Cognitive Remediation Therapy: CRT）は「認知過程（注意、記憶、遂行機能、社会的認知ないしメタ認知〈自分自身の認知を客観的に把握し認識すること〉）の持続と般化（訓練した効果が日常生活場面にも反映されるようになること）をともなった改善を目指す、行動的トレーニングに基づいた介入」と定義されました。認知機能改善療法の技法の背景にある理論は、認知と機能の関係についての多くの実証的な事実に基づいており、臨床的な予後に関するいくつかの研究によって支持されています。認知機能改善療法とは包括的な表現であり、その中にはさまざまな種類の介入方法があります。

現在までの動向

英国の心理学者ワイクスら[19]による、一連の認知機能改善療法についての効果研究やその理論と実践は、この分野の発展に大きな影響力をもたらしてきました。統合失調症の認知機能改善療法プログラムは、具体的な設定としてはグループ治療か個人療法か、紙と鉛筆による方法かコンピューターによる方法か、治療者がいる場合といない場合、課題のやり方と課題の全般的な練習いずれの原理に基づくのか、といったさまざまな方式で開発されてきました。多くのプログラムでは、治療の始めのころは単純な課題を行い、治療を続けていくに従って、複雑性を増やしていきます。また、治療の長さや頻度も重要ですが、それはプログラムによって異なっています。認知機能改善療法の治療効果について、欧米では無作為比較統制試験による検討が進められ、それらのメタ分析（研究を総合的に解析すること）によって効果が検証されてきました。[11] マガークら[11]は２００６年までに公表された全26（参加者１１５１名）のメタ分析を行いました。その結果、統合失調症患者への認知機能改善療法の改善効果は、認知機能評価で効果量（改善効果が統計学的にどの程度意味をもつかをみるための大きさ）が０・41と中等度でした。さらに、これらのうち６つの研究は治療後平均８カ月目にフォローアップをしており、０・66の効果量を示し改善の持続性をうかがわせました。認知機能別にみると、注意が０・41、処理スピードが０・48、問題解決が０・54、言語記憶学習が０・39、ワーキングメモリが０・52、社会的認知が０・54でした。２００５年にアメリカ心理学会のアドバンス専門実践委員会によって「重度精神疾患のための回復と予後改善のための最善実践訓練ネットワークのアウトライン」が出され、その中に認知機能改善療法が盛り込まれました。また、英国国立臨床研究所（ＮＩＣＥ）の統合失調症ガイドラインにも、認知機能改善療法が組み込まれています。

実際のアプローチ

私たちは、基礎研究およびこれまでの統合失調症の認知機能研究からわかってきたことを盛り込んでおり、なおかつ治療技法が包括的に示されている、ワイクスら[19]が取り入れたデラハンティとモリス[2]による、マンツーマンアプローチの前頭葉・遂行機能に焦点を当てた認知機能改善療法を行ってきました。さらに、トワムレイら[17]の、主として記憶機能を中心としたグループアプローチによる代償的認知トレーニングの日本語版マニュアルを作成し、統合失調症の患者さんに実践してきました。この両者について紹介したいと思います。

A　前頭葉・実行機能プログラム

オーストラリアの心理学者デラハンティら[2]は、さまざまな先行研究の知見を加えて、統合失調症の認知機能障害に対する新たなトレーニングプログラムである「前頭葉・実行機能プログラム（Frontal/Executive Program）」（以下、ＦＥＰ）を開発しました。ＦＥＰとは、主に統合失調症の患者さんを対象とするＣＲＴのひとつであり、紙と鉛筆を主な媒体としています。各回1時間ずつのセッションを一対一で行うプログラムであり、全44セッションを行います（週に何回行うかは話し合って決めることができます）。プログラムは三つの一般的な臨床の原則、すなわち、①新しい効率的な情報処理のやり方を教えること、②個別化された治療、および③日常生活上の改善をもたらすように支援すること、です。プログラムは前頭葉機能に関連した三つの内容（認知的柔軟性、ワーキングメモリ、および計画）から構成されています。各モジュールには眼球運動や知覚、情報の組織化、手指を使う運動などの課題が含まれており、課題の内容はセッションが進むにつれて複雑になるようにつくられています。セッションを通して、患者さんには、課題の内容や課題を解決するやり方を簡潔かつ的確に言葉で表現する練習（言語化していくこと）が勧められます。言語化を通して患者さん自身の思考と行動が一致することを意識化し、言語によって自らの行動を統制することが期待されています。自らの内的活動と外的活動を一致させることによって、思考や行動を修正できるようになり、患者さん自身の自己統制の感覚を高めることが期待できます。

B　代償的認知トレーニング

統合失調症への認知機能改善療法プログラムのひとつとして、カリフォルニア大学のトワムレイら[17]が開発した「代償的認知トレーニング（Compensatory Cognitive Training）」（以下、ＣＣＴ）があり、その有効性は無作為化比較統制試験によって繰り返し確認されてきました。ＣＣＴは、認知機能改善療法の中では、より実践しやすさに重きを置き、簡単に行え、コンピューターを使用せず、少数グループで実施することができる、代償的なやり方を重視したアプローチです。私たちは、原著者の許可を得てＣＣＴ日本語版を作成しました。ここでは、ＣＣＴの概要とＣＣＴ日本語版のプログラムについて紹介します。

ＣＣＴには全12セッションのマニュアル化されたプログラムがあり、4～6名の患者さんと複数名の治療者で構成される小集団で、週1回、休憩をはさみ2時間で行うことを基本とします。ＣＣＴでは、残っている機能を利用して認知機能を代償するさまざまな方法（認知的ないし行動的やり方）を参加者に教示し、それぞれの参加者が自身に合ったかたちでやり方を身につけることによって、日常生活および社会生活において環境から求められるものに対処していくことを目指します。ＣＣＴで教示される代償的やり方には、環境的な補助ツールの利用（外的やり方、たとえば「やるべきことをメモする」）と、心理学的な工夫（内的やり方、たとえば「情報を分類したり、視覚イメージを利用して記憶する」）が含まれます。外的な補助ツールの利用を習慣化することによって、患者さんが認知機能に関わる問題を回避できるようになることは、ＣＣＴの主要な目的のひとつです。さらに、ＣＣＴは損なわれた機能自体の回復を目指すものではありませんが、内的やり方を身につけることによって、生活場面での認知のはたらきにもとづく行動を改善することが期待できます。私たちが日本人患者さんを対象に行った研究においても、記憶および処理速度に関してＣＣＴの介入による中から大の効果量が認められ、同等の効果が確認されました[15]。統合失調症患者さんにおいて習慣の学習は損なわれておらず、さらに、習慣は忘却が起こりにくいということがわかっています。したがって、習慣学習に基づくＣＣＴの効果は長い期間持続し、日常生活や社会的な活動に般化されることが期待されます。実際、トワムレイら[18]および私たちの研究[15]において、認知機能の改善効果は、介入を行わなかった3カ月の後にも持続することが示され、さらに、その効果は日常・社会生活機能にも反映されることが示されています。

ＣＣＴは、展望記憶（将来に向かっての記憶。これから何をするかという予定を覚えておくことなど）、注意／覚醒、学習／記憶、実行機能の四つの認知領域を標的としています。これらの認知領域は、統合失調症における認知機能障害の重篤性、心理社会的機能との関連性、および改善の可能性に基づいて選ばれています。その他のＣＣＴの特徴としては、以下のことが挙げられます。まず、コンピューターを必要としないことです。そのため、ワークブックの記入さえできれば、環境を選ばず行うことができます。また、治療者と参加者、および参加者同士がお互いに交流しながら進められます。演習はゲーム形式になっており、参加者の興味や注意を維持できるよう配慮されています。さらに、それぞれの参加者は自分のワークブックを持っているため、セッションで取り組んだ内容をいつでも見直すことができます。介入期間の終了後にも必要に応じて復習することができるため、ワークブックは効果の持続と般化に役立つと考えられます。

ＣＣＴに参加する患者さんに関して、トワムレイらの報告[18]では、平均罹病期間が21・1年（SD: 13.5）、平均年齢が44・3歳（SD: 10.1）で、急性期を脱し、標準的な薬物療法によって維持されている統合失調症患者さんとなっています。よって、オーソドックスなＣＣＴの導入の適応となるのは、維持的な薬物療法を受けて病態が安定していながらも、社会復帰にまでは至っていない統合失調症圏の患者さんといえます。さらに、同じグループによるごく最近の報告[12]で、35歳以下の初回エピソード（はじめて陽性症状が現れること）の統合失調症患者さんにおいて、効果のあることが示されています。認知機能改善療法の全体でみても、初期統合失調症（統合失調症と診断されてからまだ年数がそれほど経っていない患者）への適用が昨今着目されてきており、罹病期間５年未満と15年以上の患者さんと比較すると、５年未満の患者さんのほうが介入によってより改善することも示されています[1]。したがって、急性期を脱してからの患者さんにおいて、比較的早い時期に導入することも今後期待されつつあります。わが国の治療場面では、病棟でのグループワークや外来の通院治療の一環として行ったり、デイケアのプログラムのひとつに取り入れることができると思われます。治療者の要件については、認知機能改善療法ないし認知トレーニング、あるいは認知リハビリテーションの訓練を受けた専門家が行うことを前提とし、精神障害の認知機能に関する精神医学的・神経心理学的な知識が求められます。

10　今後の課題と展望——心理学の専門家ができること

最近、統合失調症のご本人や支援者の間で、「リカバリー」という言葉が盛んに使われるようになりました。リカバリーとは、精神障害のある人が、それぞれ、自分が求める生き方を主体的に追求することであり、それを支援することが、医療従事者に求められるということだと思います。リカバリーの目的は、症状をなくすことではありません。治療によって症状を和らげることはもちろん必要ですが、何より大切なのは、本人が、こういう生活をしたいという夢や希望をもち、それを周囲が支えることです。たとえ統合失調症の症状が残っていても、症状とうまくつきあいながら、学校に通ったり、働いたりしている人は少なくありません。結婚・子育てをしている人もいます。誰にでもリカバリーは可能なのです。最近では、このリカバリーを最大限にするように一貫して支援することを治療の基軸とし、その一環として心理社会的治療と薬物療法が位置づけられ、国際標準の治療指針となっています。そうなると、他の医療従事者とともに、心理学の専門家が専門を活かしたアセスメント、援助や介入で、今後ますます貢献してゆくことが求められると思います。特に心理社会的治療、なかでも認知機能改善療法などの認知機能へのアプローチは、心理学の専門家に期待されることです。

わが国では認知機能改善療法の開発や効果研究はまだ数少なく、欧米と異なって、診療報酬の項目にまだ入っておりません。認知機能改善療法の重要性が認識されてきている現在、わが国でもそれが定着するためには、治療効果の実証的な研究が不可欠と考えられます。認知機能改善療法にとって、患者さんの認知機能を適切にアセスメントすることは最大の重要事項で、効果的な治療と管理に欠かすことのできないものです。すなわち、それぞれの患者さんで、何が得意で何が不得意かを見定めたり、特徴を明らかにすることです。アセスメントは問題解決のための糸口を提供する可能性があり、専門的な視点に立って適切に行われるべきといえます。アセスメントは、患者さんの現在の知的機能や、予測される病前のレベル、残る認知機能と低下する認知機能、特殊な認知障害のタイプ、同じ年齢群や同じ診断を受けた患者群の中での相対的な位置づけなどの情報を提供することができます。欧米では心理学の専門家が主としてこの役割を担っており、他の専門家（医師、看護師、精神保健福祉士、作業療法士、理学療法士など）と連携しながら認知機能改善療法に関与しています。わが国では、これまでは医療における心理師の資格の確立が未解決でしたが、２０１５年に公認心理師法が制定され国家資格になりますので、今後は、この分野の発展が大いに期待されます。

編者おわりに

日本心理学会監修・心理学叢書第10巻『病気のひとのこころ――医療のなかでの心理学』が出版されることになり、私の中ではひと仕事終わった感慨があります。この本の多くの部分は、日本心理学会主催の社会のための心理学シリーズ「医療における心理学の広がりを考える」というシンポジウムが基盤となっています。公益社団法人としての日本心理学会の社会的役割を示すと同時に、心理学をより一般の方々に知っていただく好機でもありました。高校生から高齢者の方まで参加いただき、心理学が社会の中でどのように実践され、活用されているのかを伝えることができたのではないかと感じています。毎回、多くの質問が参加者から寄せられ、シンポジストの先生方が熱心に回答していたのが印象的です。シンポジウムでの話題提供が、このように一冊の本となり、さらに多くの読者に提供されることは、医療領域での心理学研究や実践についての理解が、今まで以上に広まるきっかけになると思います。シンポジスト以外の先生の寄稿もあり、感謝です。

ところで、公認心理師の国家資格が、２０１７年9月15日に施行されました。心理の専門家としての国家資格の必要性が叫ばれてから、約半世紀の紆余曲折を経て実現されました。まさに悲願達成と言っても過言でないでしょう。ようやく心理の専門職としての社会的認知が、国際水準に達したといえるかもしれません。公認心理師のカバーする領域は、医療、教育、福祉、司法・矯正、産業・労働と多岐にわたります。その中でも医療の占める割合は大きくなっています。医療における実習が必修となっているからです。また医療関連の講義科目も必修になっています。本書でもわかるように、精神科医療ではもちろんのこと、他の診療科でも患者さんのこころの問題は重要であり、心理の専門家の知識と技術が役立ってきました。しかし、これまでは国家資格でなかったため、彼らの活躍の場は制限されてきたかもしれません。また、国家資格の必要とされる医療現場で、やや肩身の狭い思いもあったかもしれません。しかし、このような先達の苦労と貢献が、今回の公認心理師の誕生につながったと思います。医療領域の先達へ感謝です。

私事になりますが、私はこれまで統合失調症の患者さんの認知障害の研究や、筋ジストロフィーの患者さんの心理支援の研究や実践を行ってきました。欧米の文献を読むと心理学者が主導している研究が多数ありました。残念ながら日本のこの分野の研究はあまり多くありません。日本はまだ国際水準に達していないのかなと思ったりします。本書は、専門用語や難解な表現はできるだけ避け、高校生や一般の方も十分理解できるように配慮しました。やや難しい部分もあるかもしれませんが、他の専門書に比べるとわかりやすい内容になっていると思います。本書を読み、医療領域での心理学の研究や実践に関心をもち、大学や大学院に進学される若者が増えることを期待します。最後に、本書の出版ができたことは、編集担当の布施谷友美さんのご助力のたまものです。また、寄稿していただいた先生方に感謝申し上げます。

２０１７年12月

井村　修

文献

第1章

(1) Adachi, T., Nakae, A., Maruo, T. et al. (2014) Validation of the Japanese version of the Pain Self-Efficacy Questionnaire in Japanese patients with chronic pain. *Pain Medicine*, **15**(8), 1405-1417.

(2) 有村達之（二〇〇五）「痛みへのアプローチ——心療内科と認知行動療法」『臨床心理学』五巻四号、四七二-四七七頁

(3) 有村達之（二〇一六）「認知療法と認知行動療法」山本達郎・田代雅文編『慢性痛の心理療法ＡＢＣ』文光堂

(4) 袴田優子（二〇一六）「生物-心理-社会モデル」下山晴彦・中嶋義文編『公認心理師必携　精神医療・臨床心理の知識と技法』医学書院

(5) Hosoi, M., Molton, I. R., Jensen, M. P. et al. (2010) Relationships among alexithymia and pain intensity, pain interference, and vitality in persons with neuromuscular disease: Considering the effect of negative affectivity. *Pain*, **149**(2), 273-277.

(6) 厚生労働省研究班（二〇一二）「痛みの教育コンテンツ ver 1.01　痛みの教育コンテンツ提供システム」『痛みに関する教育と情報提供システムの構築に関する研究』〔https://www.itamikyouiku.jp/〕（二〇一五年一一月一〇日）

(7) Iwaki, R., Arimura, T., Jensen, M. P. et al. (2012) Global catastrophizing vs catastrophizing subdomains: Assessment and associations with patient functioning. *Pain Medicine*, **13**(5), 677-687.

(8) Makino, S., Jensen, M. P., Arimura, T. et al. (2013) Alexithymia and chronic pain: The role of negative affectivity. *The Clinical Journal of Pain*, **29**(4), 354-361.

(9) 松平浩・岡敬之（二〇一四）「グローバルな現状」山本達郎編『痛みのScience & Practice 4　腰痛のサイエンス』文光堂

(10) 松岡紘史・坂野雄二（二〇〇七）「痛みの認知面の評価——Pain Catastrophizing Scale 日本語版の作成と信頼性および妥当性の検討」『心身医学』四七巻二号、九五-一〇二頁

(11) 日本整形外科学会・日本腰痛学会監修（二〇一二）『腰痛診療ガイドライン　２０１２』南江堂

(12) 田代雅文・有村達之（二〇一六）「マインドフルネスの臨床」山本達郎・田代雅文編『慢性痛の心理療法ＡＢＣ』文光堂

第2章

(1) Abram, H. S. (1969) The psychiatrist, the treatment of chronic renal failure, and the prolongation of life: II. *American Journal of Psychiatry*, **126**(2), 157-167.

(2) 浅井昌弘・保崎秀夫・武正健一ほか（一九七三）「人工透析の精神医学的諸問題」『精神医学』一五巻一号、四-一七頁

(3) 福西勇夫（一九九七）『サイコネフロロジーマニュアル――腎不全患者の心理面へのアプローチ』南山堂

(4) 服巻豊（二〇〇二）「維持透析患者とのかかわり方――かかわりの検討を中心に」『九州大学心理臨床研究』二一巻、三七-四六頁

(5) 服巻豊（二〇〇三）「透析患者への動作法面接」『リハビリテイション心理学研究』三一巻一号、一-一二頁

(6) 服巻豊（二〇〇四）「透析患者へのリラクセイション技法の適用――かかわりと課題への取り組み方からの検討」『リハビリテイション心理学研究』三二巻二号、一-一四頁

(7) 服巻豊（二〇一〇）「慢性疾患患者への心理的援助」『臨床心理学』一〇巻二号、三〇四-三〇九頁

(8) 服巻豊（二〇一一）「全身疼痛を抱える長期維持透析患者への心理的援助」『心理臨床学研究』二九巻一号、二七-三八頁

(9) 服巻豊（二〇一二）「維持透析患者の内発的な自己治癒活動支援に関する臨床心理学的研究」九州大学博士学位論文

(10) 春木繁一（一九七九）「慢性血液透析の精神医学」太田和夫・杉野信博・春木繁一編『透析患者の診かた考え方』南江堂

(11) 春木繁一編（一九九四）『透析患者と生きる――スタッフのためのリエゾン・コンサルテーションの臨床』日本メディカルセンター

(12) 春木繁一（一九九六）「日本におけるサイコネフロロジーの現状と今後の課題」『精神医学』三八巻九号、九一〇-九二〇頁

(13) 春木繁一著（一九九九a）『透析患者の心とケア［正編］――サイコネフロロジーの経験から』メディカ出版

(14) 春木繁一著（一九九九b）『透析患者の心とケア［続編］――サイコネフロロジーの経験から』メディカ出版

(15) Kaptein, A. A., van Dijk, S., Broadbent, E. et al. (2010) Behavioural research in patients with end-stage renal disease: A review and research agenda. *Patient Education and Counseling*, **81**(1), 23-29.

(16) 木村和正・石川俊男・吾郷晋浩ほか（一九九三）「透析患者の心理的適応」『心身医学』三三巻七号、五八五-五九一頁

(17) Levy, N. B. (1991) A 20-year overview psychosocial Issues in renal failure. Dialysis & Transplantation, 20, December, 763-767.

(18) Lorig, K., Holman, H., Sobel, D. et al. (2000) *Living a Healthy Life with Chronic Conditions: Self-Management of Heart Disease, Arthritis, Diabetes, Asthma, Bronchitis, Emphysema and others*, Second Edition. Bull Publishing Company,

Chicago.〔近藤房恵訳（二〇〇一）『慢性疾患自己管理ガイダンス――患者のポジティブライフを援助する』日本看護協会出版会〕
(19) Lorig, K., Sobel, D., Ritter, P., Laurent, D., Hobbs, M. (2001) Effect of a Self-Management Program on Patient with Chronic Disease. *Effective Clinical Practice*, **4**(6), pp.256-262.
(20) Moeller, S., Gioberge, S. & Brown, G. (2002) ESDR patients in 2001: Global overview of patients, treatment modalities and development trends. *Nephrology, Dialysis, Transplantation*, **17**(12), 2071-2076.
(21) Peterson, R. A. (2010) Improving hemodialysis in patient care: Critical areas. *Patient Education and Counseling*, **81**(1), 3-4.
(22) 田中和宏・森本修充・大橋雪英・下山節子・保利敬・藤見惺（一九九六）「透析患者の精神的側面についての考察Ⅰ――CMI・SDS・STAIを用いた横断的研究」『透析会誌』二九巻六〇号、一〇五七-一〇六六頁

第3章

(1) Emery, A. E. H. (1994) *Muscular Dystrophy: The Facts*. Oxford and New York, Oxford University Press.〔貝谷久宣訳（一九九六）『筋ジストロフィー――いま筋ジストロフィー患者の生活と治療を見直す』かまわぬ書房（現ライフリサーチプレス）〕
(2) 藤野陽生・齊藤利雄・井村修ほか（二〇一三）「Duchenne型筋ジストロフィー児への病気の説明に関する調査」『脳と発達』四五巻一号、一一-一六頁
(3) 藤澤真莉（二〇一一）「刀根山病院わかば病棟でのカウンセリングの事例」良原誠崇編『筋ジストロフィーとこころのケア――筋ジストロフィーの患者さんとご家族への心理支援』厚生労働省精神・神経疾患研究委託費　筋ジストロフィーの集学的治療と均てん化に関する研究、三七-四一頁
(4) Heatwole, C., Bode, R., Johnson, N. et al. (2014) Myotonic dystrophy health index: Initial evaluation of a disease-specific outcome measure. *Muscle & Nerve*, **49**(6), 906-914.
(5) 井村修・藤村晴俊（二〇〇八）「筋ジストロフィー病棟におけるケースカンファレンスのこころみ――デュシェンヌ型筋ジストロフィー患者を対象として」『厚生労働省厚生労働省精神・神経疾患研究委託費　平成17～19年度総括研究報告書』二一二-二一九頁

(6) 川井充・小野美千代・谷田部可奈ほか（二〇〇五）「介入の効果判定のための筋ジストロフィーＱＯＬ評価尺度ＭＤＱｏＬ-60の開発」『平成14～16年度厚生労働省精神・神経疾患研究委託費　筋ジストロフィーの治療と医学的管理に関する臨床研究論文集』一-五頁

(7) 国立研究開発法人 国立精神・神経医療研究センター神経研究所遺伝子疾患治療研究部「筋ジストロフィー犬」〔http://www.ncnp.go.jp/nin/guide/r_dna2/research_dystrophy.html〕（検索日：二〇一七年四月二三日）

(8) 近藤悦子・渡辺茂美・永見山佳代子・江縫美恵子・近藤浩（一九九九）「デュシェンヌ型筋ジストロフィー患者のＱＯＬ向上を目指して――疾病受容と将来についての意識調査」『筋ジストロフィー患者のＱＯＬの向上に関する総合的研究　平成10年度研究成果報告書』二三六-二三七頁

(9) 松任谷由実（一九八四）『ルージュの伝言』角川書店

(10) 大竹進監修（二〇〇二）『筋ジストロフィーのリハビリテーション』医歯薬出版

(11) 柴田早紀・井村修・藤村晴俊ほか（二〇一一）「筋ジストロフィー患者の家族に対する臨床心理学的アプローチ――家族への調査を通じて」『筋ジストロフィーの集学的治療と均てん化に関する研究（平成22年度研究成果報告書論文集）』四三-四五頁

(12) 高田紗英子・井村修・藤村晴俊ほか（二〇一一）「筋ジストロフィーという病気のよりよき説明の仕方と受容過程に関する臨床心理学的研究――成人患者のインタビューから」『筋ジストロフィーの集学的治療と均てん化に関する研究（平成22年度研究成果報告書論文集）』三八-三九頁

(13) 武田伸一監修『デュシェンヌ型筋ジストロフィーのお子さんを持つ家族のためのガイド』独立行政法人 国立精神・神経医療研究センター

(14) Vincent, K. A., Carr, A. J., Walburn, J. et al. (2007) Construction and validation of a quality of life questionnaire for neuromuscular disease (INQoL). *Neurology*, **68** (13), 1051-1057.

(15) 渡辺一史（二〇〇三）『こんな夜更けにバナナかよ――筋ジス・鹿野靖明とボランティアたち』北海道新聞社

第4章

(1) 針間克己（二〇一四）「セクシュアリティの概念」針間克己・平田俊明編『セクシュアル・マイノリティへの心理的支援――同性愛、性同一性障害を理解する』岩崎学術出版社

(2) 上瀬由美子（二〇〇二）『ステレオタイプの社会心理学――偏見の解消に向けて』サイエンス社

(3) 公益財団法人 エイズ予防財団（二〇一五）「ＨＩＶ／エイズの基礎知識」〔http://www.jfap.or.jp/enlightenment/pdf/161013_pamph_hp.pdf〕（検索日：二〇一七年五月二〇日）

(4) 厚生労働省エイズ動向委員会（二〇一七）「平成28（２０１６）年　エイズ発生動向年報」〔http://api-net.jfap.or.jp/status/2016/16nenpo/coment.pdf〕（検索日：二〇一七年八月三〇日）

(5) 古谷野淳子（二〇一三）「セクシュアリティ」矢永由里子・小池眞規子編『がんとエイズの心理臨床――医療にいかすこころのケア』創元社

(6) 古谷野淳子（二〇一四）「ＨＩＶ感染症とゲイ・バイセクシュアル男性への心理臨床」針間克己・平田俊明編『セクシュアル・マイノリティへの心理的支援――同性愛、性同一性障害を理解する』岩崎学術出版社

(7) 野島一彦・矢永由里子編（二〇〇二）『ＨＩＶと心理臨床――最前線からの報告――心理臨床の実践と課題、そしてあらたな展開へ向けて……』ナカニシヤ出版

(8) 辻麻理子・外川正生・井村弘子（二〇一二）『この子の明日の健康のために――子どものＨＩＶ感染について告知と支援を考える』平成23年度厚生労働科学研究費補助金（エイズ対策研究事業）「ＨＩＶ感染妊婦とその出生児の調査・解析および診療・支援体制の整備に関する総合的研究」班、研究分担「ＨＩＶ感染女性から出生した子どもの実態調査と子どもの健康と発達支援」研究成果物

(9) 矢永由里子（二〇〇四）「ＨＩＶ感染告知直後の患者の心理過程と危機介入」『心理臨床学研究』二二巻一号、七一-八二頁

第5章

(1) Fukui, S., Kamiya, M., Koike, M. et al. (2000a) Applicability of a Western-developed psychosocial group intervention for Japanese patients with primary breast cancer. *Psycho-Oncology*, **9**(2), 169–177.

(2) Fukui, S., Kugaya, A., Okamura, H. et al. (2000b) A psychosocial group intervention for Japanese women with primary breast carcinoma. *Cancer*, **89**(5), 1026–1036.

(3) 「がんの統計」編集委員会編（二〇一五）『がんの統計（２０１５年版）』公益財団法人 がん研究振興財団

(4) 林謙治（二〇〇七）「終末期医療の質の向上に関する研究（平成18年度厚生労働科学研究費補助金 医療安全・医療技術評価総合研究事業報告書）」

(5) Hosaka, T. (1996) A pilot study of a structured psychiatric intervention for Japanese women with breast cancer. *Psycho-Oncology*, **5**(1), 59-64.
(6) 国立研究開発法人 国立がん研究センター「がん情報サービス（更新日：二〇一六年八月六日）」〔http://ganjoho.jp/reg_stat/index.html〕（検索日：二〇一六年一二月二八日）
(7) 厚生労働省「平成27年（２０１５）人口動態統計の年間推計（更新日：二〇一五年一月一日）」〔http://www.mhlw.go.jp/toukei/saikin/hw/jinkou/suikei15/index.html〕（検索日：二〇一六年一二月七日）
(8) 松下年子・野口海・小林未果ほか（二〇〇七）「医師のがん告知におけるコミュニケーション」『緩和医療学』九巻一号、四七-五三頁
(9) 日本サイコオンコロジー学会「サイコオンコロジーとは」〔http://www.jpos-society.org/〕（検索日：二〇一六年一二月七日）
(10) Sadock, B. J. (1989) Group psychotherapy, combined individual and group psychotherapy, and Psychodrama. In, R. Cancro, H. I. Kaplan, B. J. Sadock et al. (eds.) *Comprehensive Textbook of Psychiatry*, Fifth Edition. Williams & Wilkins, Baltimore.
(11) 佐伯俊成（二〇〇四）「がん患者と家族に対する心理社会的介入」『心身医学』四四巻七号、四九五-五〇一頁
(12) 坂口幸弘（二〇一〇）『悲嘆学入門——死別の悲しみを学ぶ』昭和堂
(13) Sweeting, H. N. & Gilhooly, M. L. M. (1990) Anticipatory grief: A review. *Social Science & Medicine*, **30**(10), 1073-1080.
(14) Trijsburg, R. W., van Knippenberg, F. C. E. & Rijpma, S. E. (1992) Effects of psychological treatment on cancer patients: A critical review. *Psychosomatic Medicine*, **54**(4), 489-517.
(15) 内富庸介・小川朝生編（二〇一一）『精神腫瘍学』医学書院

第6章

(1) 別所文雄・横森欣司編（二〇〇六）『よく理解できる　子どものがん——診療を深めるための最新の知識とケア』永井書店
(2) 石田也寸志（二〇一〇）「小児脳腫瘍の晩期合併症——長期フォローアップの重要性」『小児がん』四七巻三号、三九六-四〇三頁
(3) 佐藤聡美編（二〇一六）「特集：小児がんの長期フォローアップ——医療から教育支援まで」『小児看護』三九巻一二号

（4） 佐藤聡美・瀧本哲也（二〇一三）「小児がん経験者の認知機能アセスメント」『日本小児血液・がん学会雑誌』五〇巻三号、三八六-三九一頁

（5） 佐藤（船木）聡美・瀧本哲也・藤本純一郎（二〇一二）「小児がんの子どもたちの認知機能の変化」『小児科診療』七五巻一一号、二一七五-二一七八頁

第7章

（1） 橋本洋子（二〇一一）『NICUとこころのケア［第2版］——家族のこころによりそって』メディカ出版

（2） 橋本洋子（二〇一六）「生殖医療、出生前診断と心理臨床」小林真理子編『心理臨床と身体の病』放送大学教育振興会

（3） 堀内勁・飯田ゆみ子・橋本洋子編（二〇〇六）『カンガルーケア［改訂2版］——ぬくもりの子育て　小さな赤ちゃんと家族のスタート』メディカ出版

（4） 河合隼雄（二〇〇一）『テント２００１　公園通りであいましょう　柳美里＆河合隼雄・死をみつめつづけて生きる』ＮＨＫ（放映日：一二月二六日）

（5） Klaus, M. H., Kennell, J. H. & Klaus, P. H. (1993) *Mothering the Mother: How a Doula Can Help You Have a Shorter, Easier, and Healthier Birth.* Addison-Wesley, Reading.〔竹内徹監訳（一九九六）『マザリング・ザ・マザー——ドゥーラの意義と分娩立ち会いを考える』メディカ出版〕

（6） Mahler, M. S. Bergman, A. & Pine, F. (1975) *The Psychological Birth of the Human Infant.* Hutchinson, London.〔高橋雅士ほか訳（一九八一）『乳幼児の心理的誕生——母子共生と個体化』黎明書房〕

（7） 明和政子（二〇〇六）『心が芽ばえるとき——コミュニケーションの誕生と進化』ＮＴＴ出版

（8） 日本産科婦人科学会（二〇一三）「生殖補助医療データブック（２０１２年版）」

（9） 大藪泰（二〇一三）『赤ちゃんの心理学』日本評論社

（10） Stern, D. N. (1995) *The Motherhood Constellation: A Unified View of Parent-Infant Psychotherapy.* Basic Books, New York.〔馬場禮子・青木紀久代訳（二〇〇〇）『親-乳幼児心理療法——母性のコンステレーション』岩崎学術出版社〕

（11） 多田裕（二〇一〇）「新生児医療の歴史と現在の周産期医療システム」渡辺とよ子編『小児科臨床ピクシス16　新生児医療』中山書店

（12） Trevarthen, C. (2001) Intrinsic motives for companionship in understanding: Their origin, development, and

significance for infant mental health. *Infant Mental Health Journal*, **22**(1-2), 95-131.
(13) 氏家達夫（一九九六）『親になるプロセス』金子書房
(14) Winnicott, D. W. (1987) *Babies and their Mothers*. Addison-Wesley, Reading.〔成田善弘・根本眞弓訳（一九九三）『赤ん坊と母親』岩崎学術出版社〕
(15) 吉田敬子（二〇〇〇）『母子と家族への援助――妊娠と出産の精神医学』金剛出版

第8章

(1) American Psychiatric Association (2014) *Diagnostic and Statistical Manual of Mental Disorders: DSM-5*, Fifth Edition. American Psychiatric Publishing, Washington & London.〔髙橋三郎・大野裕監訳（二〇一四）『DSM-5　精神疾患の診断・統計マニュアル』医学書院〕
(2) 朝田隆（二〇一三）「厚生労働科学研究費補助金 認知症対策総合研究事業　都市部における認知症有病率と認知症の生活機能障害への対応」『平成23年度～平成24年度 総合研究報告書』〔http://www.tsukuba-psychiatry.com/wp-content/uploads/2013/06/H24Report_Part1.pdf〕
(3) Hirono, N., Mori, E., Ishii, K. et al. (1998) Hypofunction in the posterior cingulate gyrus correlates with disorientation for time and place in Alzheimer's disease. *Journal of Neurology, Neurosurgery & Psychiatry*, **64**(4), 552-554.
(4) 池田学（二〇一〇）『認知症――専門医が語る診断・治療・ケア』中央公論新社
(5) Ikeda, M., Mori, E., Matsuo, K. et al. (2015) Donepezil for dementia with Lewy bodies: A randomized, placebo-controlled, confirmatory phase III trial. *Alzheimer's Research & Therapy*, **7**(1), art 4, 1-10.
(6) 数井裕光ほか（二〇一五）「BPSDの発現メカニズムに基づいた対応マニュアル」BPSDの予防法と発現機序に基づいた治療法・対応法の開発研究　平成27年度日本医療研究開発機構（AMED）研究費 認知症研究開発事業〔http://www.bpsd-map.com/〕
(7) 小森憲治郎・谷向知・数井裕光ほか（二〇一四）「意味性認知症の臨床像から」『基礎心理学研究』三三巻一号、五五-六三頁
(8) 小森憲治郎・原祥治・柴珠実ほか（二〇一五）「前頭側頭型認知症のBPSDとその対応――意味性認知症の理解とその対応について」『老年精神医学雑誌』二六巻一一号、一二三四-一二四五頁

(9) Kosaka, K., Oyanagi, S., Matsushita, M. et al. (1976) Presenile dementia with Alzheimer-, Pick- and Lewy-body changes. *Acta Neuropathologica*, **36**(3), 221-233.

(10) McKeith, I. G., Dickson, D. W., Lowe, J. et al. (2005) Diagnosis and management of dementia with Lewy bodies: Third report of the DLB Consortium. *Neurology*, **65**(12), 1863-1872.

(11) 森悦朗（二〇一二）「血管性認知症」池田学編『認知症——臨床の最前線』医歯薬出版

(12) 大塚敏男（二〇〇一）「日本における認知症老人数の将来推計、平成9年の『将来推計人口』をもとに」『日本精神病院協会誌』二〇巻、六五-六九頁

(13) Rascovsky, K., Hodges, J. R., Knopman, D. et al. (2011) Sensitivity of revised diagnostic criteria for the behavioural variant of frontotemporal dementia. *Brain*, **134**(9), 2456-2477.

(14) Shinagawa, S., Ikeda, M., Toyota, Y. et al. (2007) Frequency and clinical characteristics of early-onset dementia in consecutive patients in a memory clinic. *Dementia and Geriatric Cognitive Disorders*, **24**(1), 42-47.

(15) 高畑圭輔・加藤元一郎（二〇一四）「default-mode networkと認知障害——後部帯状回の機能と注意・記憶との関係について」『神経心理学雑誌』三〇巻四号、二五九-二六七頁

(16) 田邉敬貴（二〇〇〇）『痴呆の症候学』医学書院

(17) Uchiyama, M., Nishio, Y., Yokoi, K. et al. (2012) Pareidolias: Complex visual illusions in dementia with Lewy bodies. *Brain*, **135**(8), 2458-2469.

(18) Yokoi, K., Nishio, Y., Uchiyama, M. et al. (2014) Hallucinators find meaning in noises: Pareidolic illusions in dementia with Lewy bodies. *Neuropsychologia*, **56**, 245-254.

第9章

(1) 阿部順子（二〇〇六）「心理士が行う認知リハ——名古屋リハの実践から」『高次脳機能研究』二六巻三号、二八三-二八九頁

(2) Ben-Yishay, Y.（二〇〇一）「米国における神経心理学的リハビリテーション」大橋正洋・木村彰男・蜂須賀研二編『リハビリテーションMOOK４　高次脳機能障害とリハビリテーション』金原出版

(3) Crosson, B. C., Barco, P. P., Velozo, C. A. et al. (1995) Awareness and compensation in postacute head injury

rehabilitation. *Journal of Head Trauma Rehabilitation*, **4**(3), 46-54.

（4） Manchester, D. & Wood, R. Ll. (2001) Applying cognitive therapy in neurobehavioral rehabilitation. In, R. Ll. Wood & T. M. McMillan (eds.), *Neurobehavioural Disability and Social Handicap Following Traumatic Brain Injury*. Psychology Press, Philadelphia.

（5） 長岡正範（二〇〇四）「高次脳機能障害標準的訓練プログラム　医学的リハビリテーションプログラム（概要版）高次脳機能障害支援モデル事業報告書——平成13年度〜15年度まとめ」五七頁

（6） Oddy, M., Coughlan, T., Tyerman, A. et al. (1985) Social adjustment after closed head injury: A further follow-up seven years after injury. *Journal of Neurology, Neurosurgery, and Psychiatry*, **48**(6), 564-568.

（7） 大橋正洋（二〇〇〇）「脳外傷リハビリテーションの課題」『リハビリテーション医学』三七巻二号、一二一-一二八頁

（8） 大橋正洋（二〇〇二）「脳外傷による高次脳機能障害——法律家・保険関係者の基本的な理解のために」『判例タイムズ』一〇八八巻、七四-八二頁

（9） Prigatano, G. P. (1999) *Principles of Neuropsychological Rehabilitation*. Oxford University Press, New York.〔中村隆一監訳（二〇〇二）『神経心理学的リハビリテーションの原理』医歯薬出版〕

（10） Prigatano, G. P. & Fordyce, D. J. (1993) *Neuropsychological Rehabilitation after Brain Injury*. Johns Hopkins University Press, Baltimore.〔八田武志ほか訳（一九八八）『脳損傷のリハビリテーション——神経心理学的療法』医歯薬出版〕

（11） Swanson, K. (2003) *I'll Carry the Fork ! : Recovering a Life after Brain Injury*. Rising Star Press, Scotts Valley.〔ニキ・リンコ訳（二〇〇八）『目印はフォーク！——カーラの脳損傷リハビリ日記』クリエイツかもがわ〕

（12） 高岡徹（二〇〇六）「臨床心理士」『総合リハビリテーション』三四巻三号、二八五頁

（13） 東京医科歯科大学難治疾患研究所被害行動学研究部門（二〇〇四）「脳外傷後遺症実態調査報告書」

（14） Wilson, B. A. et al. (2009) *Neuropsychological Rehabilitation: Theory, Models, Therapy and Outcome*. Cambridge University Press, Cambridge & New York.

（15） 山田規畝子（二〇〇四）『壊れた脳　生存する知』講談社

（16） 山田規畝子（二〇〇九）『高次脳機能障害者の世界——私の思うリハビリや暮らしのこと』協同医書出版社

（17） 山田規畝子（二〇一一）『壊れかけた記憶、持続する自我——「やっかいな友人」としての高次脳機能障害』中央法規

（18） 山口加代子（二〇〇六）「心理的サポート」鈴木孝治・早川裕子・種村留美ほか編『高次脳機能障害マエストロシリーズ4　リハビリテーション介入』医歯薬出版

(19) 山口加代子（二〇一一）「心理学的アプローチ」『地域リハビリテーション』六巻一〇号、七六七-七七二頁
(20) 山口加代子（二〇一五）「夫と妻の心の旅」阿部順子・東川悦子編『高次脳機能障害を生きる――当事者・家族・専門職の語り』ミネルヴァ書房

第10章

(1) Bowie, C. R., Grossman, M., Gupta, M. et al. (2014) Cognitive remediation in schizophrenia: Efficacy and effectiveness in patients with early versus long-term course of illness. *Early Intervention in Psychiatry*, **8**(1), 32-38.

(2) Delahunty, A. & Morice, R. (1993) A manual for neurocognitive rehabilitation for patients with chronic schizophrenia: Frontal/executive program. Mental Health Unit, South West Health Districts, Albury.〔松井三枝・柴田多美子・少作隆子訳（二〇一五）『前頭葉・実行機能プログラム（ＦＥＰ）――認知機能改善のためのトレーニング実践マニュアル・臨床家ガイド付き』新興医学出版社〕

(3) Gottesman, I. I. & Wolfgram, D. L. (1991) *Schizophrenia Genesis: The Origins of Madness*. W. H. Freeman and Company, New York.

(4) Green, M. F., Kern, R. S., Braff, D. L. et al. (2000) Neurocognitive deficits and functional outcome in schizophrenia: Are we measuring the "right stuff"? *Schizophrenia Bulletin*, **26**(1), 119-136.

(5) Hashimoto, N., Matsui, M., Kusumi, I. et al. (2011) Effect of explicit instruction on Japanese Verbal Learning Test in schizophrenia. *Psychiatry Research*, **188**(2), 289-290.

(6) 小松敦子・松井三枝・荒井宏文ほか（二〇一〇）「認知リハビリテーションにより文章記憶が改善した1統合失調症ケース」『精神医学』五二巻一〇号、一〇二一-一〇二五頁

(7) Matsui, M., Arai, H., Yonezawa, M. et al. (2007) Influence of instruction on the Japanese Verbal Learning Test in patients with schizophrenia. *Schizophrenia Research*, **90**(1), 366-367.

(8) Matsui, M., Arai, H., Yonezawa, M. et al. (2009) The effects of cognitive rehabilitation on social knowledge in patients with schizophrenia. *Applied Neuropsychology*, **16**(3), 158-164.

(9) Matsui, M., Sumiyoshi, T., Yuuki, H. et al. (2006) Impairment of event schema in patients with schizophrenia: Examination of script for shopping at supermarket. *Psychiatry Research*, **143**(2-3), 179-187.

(10) Matsui, M., Yuuki, H., Kato, K. et al. (2007) Schizotypal disorder and schizophrenia: A profile analysis of neuropsychological functioning in Japanese patients. *Journal of the International Neuropsychological Society*, **13**(4), 672-682.

(11) McGurk, S. R., Twamley, E. W., Sitzer, D. I. et al. (2007) A meta-analysis of cognitive remediation in schizophrenia. *American Journal of Psychiatry*, **164**(12), 1791-1802.

(12) Mendella, P. D., Burton, C. Z., Tasca, G. A. et al. (2015) Compensatory cognitive training for people with first-episode schizophrenia: Results from a pilot randomized controlled trial. *Schizophrenia Research*, **162**(1-3), 108-111.

(13) 中坪太久郎・松井三枝・荒井宏文ほか（二〇〇九）「認知リハビリテーションによる記憶の体制化障害の改善可能性——1統合失調症ケースから」『精神医学』五一巻一一号、一一一一-一一一四頁

(14) Nuechterlein, K. H., Subotnik, K. L., Green, M. F. et al. (2011) Neurocognitive predictors of work outcome in recent-onset schizophrenia. *Schizophrenia Bulletin*, **37**(Suppl. 2), 33-40.

(15) Otsuka, S., Matsui, M., Hoshino, T. et al. (2015) The effectiveness and applicability of compensatory cognitive training for Japanese patients with schizophrenia: A pilot study. *Advances in Psychiatry*, **2015**(3), 1-12.

(16) Suzuki, M., Zhou, S. Y., Takahashi, T. et al. (2005) Differential contributions of prefrontal and temporolimbic pathology to mechanisms of psychosis. *Brain*, **128**(9), 2109-2122.

(17) Twamley, E. W. (2011) *Compensatory Cognitive Training*. The Regents of the University of California, California.

(18) Twamley, E. W., Vella, L., Burton, C. Z. et al. (2012) Compensatory cognitive training for psychosis: Effects in a randomized controlled trial. *The Journal of Clinical Psychiatry*, **73**(9), 1212-1219.

(19) Wykes, T. & Reeder, C. (2005) *Cognitive Remediation Therapy for Schizophrenia: Theory & Practice*. Brunner-Routledge, New York.〔松井三枝監訳（二〇一一）『統合失調症の認知機能改善療法』金剛出版〕

は行

ま行

や行

ら行

わ行

た行

な行

索　引

あ行

か行

さ行

【第６章】

佐藤　聡美（さとう　さとみ）

2013年　お茶の水女子大学大学院人間文化研究科博士後期課程修了

現　在　お茶の水女子大学人間発達教育科学研究所特任講師，博士（人文科学），臨床心理士

著　書　『白血病と言われたら』（分担執筆）2014年 全国骨髄バンク推進連絡協議会，『小児がんピアサポーターガイドブック』（分担執筆）2016年 創英社／三省堂書店，『これからの対人援助を考える くらしの中の心理臨床４　不安』（分担執筆）2017年 福村出版

【第７章】

橋本　洋子（はしもと　ようこ）

2004年　上智大学文学研究科心理学専攻博士後期課程単位取得退学

現　在　一般社団法人山王教育研究所，臨床心理士

著　書　『こころのライブラリー２ 赤ちゃんのこころ』（共著）2001年 星和書店，『NICUとこころのケア［第２版］』2011年 メディカ出版，『18トリソミー』（共編著）2014年 メディカ出版　他

【第８章】

小森　憲治郎（こもり　けんじろう）

1981年　関西学院大学大学院文学研究科心理学専攻博士前期課程修了

現　在　十全ユリノキ病院心理室長

著　書　『言語コミュニケーション障害の新しい視点と介入理論』（分担執筆）2005年 医学書院，『認知症』（分担執筆）2012年 医歯薬出版，『超皮質性失語』（分担執筆）2016年 新興医学出版社　他

【第９章】

山口　加代子（やまぐち　かよこ）

1976年　上智大学文学部教育学科心理学専攻卒業

現　在　横浜市総合リハビリテーションセンター医療部機能訓練課，臨床心理士

【第10章】

松井　三枝（まつい　みえ）

編者紹介参照

■執筆者紹介

【第１章】

有村　達之（ありむら　たつゆき）

1994年　九州大学大学院教育学研究科博士後期課程単位取得退学

現　在　九州ルーテル学院大学人文学部心理臨床学科教授，医学博士，臨床心理士

著　書　『心身医学標準テキスト』（分担執筆）2009年 医学書院，『神経障害性疼痛』（分担執筆）2011年 克誠堂出版，『認知行動療法を学ぶ』（分担執筆）2011年 金剛出版　他

【第２章】

服巻　豊（はらまき　ゆたか）

2003年　九州大学大学院人間環境学府博士課程後期中退

現　在　広島大学大学院教授，博士（心理学）

著　書　『発達障害児支援のための学生ボランティア養成の試み』（監修）2009年 木星舎，『がんとエイズの心理臨床』（分担執筆）2013年 創元社，『ともにある４』（共著）2014年 木星舎　他

【第３章】

井村　修（いむら　おさむ）

編者紹介参照

【第４章】

井村　弘子（いむら　ひろこ）

1985年　九州大学大学院教育学研究科教育心理学専攻博士後期課程単位取得退学

現　在　沖縄国際大学総合文化学部人間福祉学科教授

著　書　『臨床心理学』（分担執筆）2006年 中外医学社，『がんとエイズの心理臨床』（分担執筆）2013年 創元社，『心理臨床実践』（分担執筆）2017年 誠信書房

【第５章】

小池　眞規子（こいけ　まきこ）

2014年　東京医科歯科大学大学院医歯学総合研究科博士課程修了

現　在　目白大学人間学部教授，博士（医学）

著　書　『成人発達臨床心理学ハンドブック』（分担執筆）2010年 ナカニシヤ出版，『がんとエイズの心理臨床』（共編著）2013年 創元社，『生涯発達の中のカウンセリングⅣ』（分担執筆）2014年 サイエンス社　他

■編者紹介

松井　三枝（まつい　みえ）

1984年　金沢大学文学部行動科学科卒業

現　在　金沢大学国際基幹教育院 GS 教育系教授，博士（医学）

著　書　『精神医学キーワード事典』（分担執筆）2011年 中山書店，『発達科学ハンドブック 4 発達の基盤』（分担執筆）2012年 新曜社，『誠信 心理学辞典［新版］』（分担執筆）2014年 誠信書房　他

井村　修（いむら　おさむ）

1981年　九州大学大学院教育学研究科博士課程教育心理学専攻単位取得退学

現　在　大阪大学大学院人間科学研究科教授，博士（心理学）

著　書　『臨床心理学全書5　臨床心理学研究法』（分担執筆）2004年 誠信書房，『臨床心理学全書3　臨床心理面接学』（分担執筆）2005年 誠信書房，『体験型ワークで学ぶ教育相談』（分担執筆）2015年 大阪大学出版会　他

心理学叢書《しんりがくそうしょ》

病気《びょうき》のひとのこころ――医療《いりょう》のなかでの心理学《しんりがく》

2018年 1 月25日　第 1 刷発行

監修者　日本心理学会

編　者　松井三枝

　　　　井村　修

発行者　柴田敏樹

発行所　株式会社　誠信書房

〒112-0012 東京都文京区大塚 3-20-6

電話　03-3946-5666

http://www.seishinshobo.co.jp/

印刷／製本　創栄図書印刷㈱

ISBN978-4-414-31120-4 C1311　　Printed in Japan